M. S. Kupka (Hrsg.)
Reproduktionsmedizin

Markus Simon Kupka (Hrsg.)

Reproduktionsmedizin

Zahlen und Fakten für die Beratung

1. Auflage

Mit Beiträgen von: Christian De Geyter, Basel; Christian Gnoth, Grevenbroich; Franz Kainer, Nürnberg; Thomas Katzorke, Essen; Udo Koehler, München; Katja Köppen, Rostock; Jan-Steffen Krüssel, Düsseldorf; Markus S. Kupka, Hamburg; Roxana Popovici, München; Simon Pörksen, Bad Segeberg; Claudia Santjohanser, München; Heike Trappe, Rostock; Michael von Wolf, Bern; Christel Weiß, Mannheim; Wolfgang Würfel, München

Mit besten Dank an Herrn Oliver Boy, Berlin für seine Unterstützung bei der Erstellung von Kapitel 2

Elsevier GmbH, Hackerbrücke 6, 80335 München, Deutschland
Wir freuen uns über Ihr Feedback und Ihre Anregungen an kundendienst@elsevier.com

ISBN   978-3-437-24944-0
eISBN   978-3-437-06231-5

Alle Rechte vorbehalten
1. Auflage 2021
© Elsevier GmbH, Deutschland

Wichtiger Hinweis für den Benutzer
Die medizinischen Wissenschaften unterliegen einem sehr schnellen Wissenszuwachs. Der stetige Wandel von Methoden, Wirkstoffen und Erkenntnissen ist allen an diesem Werk Beteiligten bewusst. Sowohl der Verlag als auch die Autorinnen und Autoren und alle, die an der Entstehung dieses Werkes beteiligt waren, haben große Sorgfalt darauf verwandt, dass die Angaben zu Methoden, Anweisungen, Produkten, Anwendungen oder Konzepten dem aktuellen Wissensstand zum Zeitpunkt der Fertigstellung des Werkes entsprechen.
Der Verlag kann jedoch keine Gewähr für Angaben zu Dosierung und Applikationsformen übernehmen. Es sollte stets eine unabhängige und sorgfältige Überprüfung von Diagnosen und Arzneimitteldosierungen sowie möglicher Kontraindikationen erfolgen. Jede Dosierung oder Applikation liegt in der Verantwortung der Anwenderin oder des Anwenders. Die Elsevier GmbH, die Autorinnen und Autoren und alle, die an der Entstehung des Werkes mitgewirkt haben, können keinerlei Haftung in Bezug auf jegliche Verletzung und/oder Schäden an Personen oder Eigentum, im Rahmen von Produkthaftung, Fahrlässigkeit oder anderweitig übernehmen.

Für die Vollständigkeit und Auswahl der aufgeführten Medikamente übernimmt der Verlag keine Gewähr.
Geschützte Warennamen (Warenzeichen) werden in der Regel besonders kenntlich gemacht (®). Aus dem Fehlen eines solchen Hinweises kann jedoch nicht automatisch geschlossen werden, dass es sich um einen freien Warennamen handelt.

Bibliografische Information der Deutschen Nationalbibliothek
Die Deutsche Nationalbibliothek verzeichnet diese Publikation in der Deutschen Nationalbibliografie; detaillierte bibliografische Daten sind im Internet über https://www.dnb.de abrufbar.

21 22 23 24 25   5 4 3 2 1

Für Copyright in Bezug auf das verwendete Bildmaterial siehe Abbildungsnachweis

Das Werk einschließlich aller seiner Teile ist urheberrechtlich geschützt. Jede Verwertung außerhalb der engen Grenzen des Urheberrechtsgesetzes ist ohne Zustimmung des Verlages unzulässig und strafbar. Das gilt insbesondere für Vervielfältigungen, Übersetzungen, Mikroverfilmungen und die Einspeicherung und Verarbeitung in elektronischen Systemen.

In ihren Veröffentlichungen verfolgt die Elsevier GmbH das Ziel, genderneutrale Formulierungen für Personengruppen zu verwenden. Um jedoch den Textfluss nicht zu stören sowie die gestalterische Freiheit nicht einzuschränken, wurden bisweilen Kompromisse eingegangen. Selbstverständlich sind **immer alle Geschlechter** gemeint.

Planung: Barbara Schweighofer, München
Projektmanagement: Martina Gärtner, München
Redaktion: Dr. Antje Kronenberg, Gronau (Westf.)
Bildrechteklärung: Marlene Meier, München
Satz: Thomson Digital, Noida/Indien;
Druck und Bindung: Drukarnia Dimograf Sp. z o. o., Bielsko-Biała/Polen;
Umschlaggestaltung: SpieszDesign, Neu-Ulm
Titelfotografie: © moodboard - stock.adobe.com

Aktuelle Informationen finden Sie im Internet unter **www.elsevier.de**.

Adressen

Herausgeber:
Prof. Dr. med. Markus S. Kupka
Kinderwunschzentrum Altonaer Straße
im Gynaekologicum Hamburg GbR
Medizinisches Versorgungszentrum
Altonaer Straße 59
20357 Hamburg

Autoren:
Prof. Dr. med. Christian De Geyter
Reproduktionsmedizin und Gynäkologische
Endokrinologie (RME)
Universitätsspital, Universität Basel
Vogesenstrasse 134
4031 Basel
Schweiz

Prof. Dr. med. Christian Gnoth
green-ivf
Rheydter Straße 143
41515 Grevenbroich

Prof. Dr. med. Franz Kainer
DIAKONEO KdöR
Klinik Hallerwiese-Cnopfsche Kinderklinik
Geburtshilfe und Pränatalmedizin
Sankt-Johannis-Mühlgasse 19
90419 Nürnberg

Prof. Dr. med. Thomas Katzorke
Novum – Zentrum für Reproduktionsmedizin
Akazienallee 8–12
45127 Essen

Dr. rer. nat. Udo Koehler
MGZ – Medizinisch Genetisches Zentrum
Bayerstraße 3–5
80335 München

Dr. rer. pol. Katja Köppen
Universität Rostock
Institut für Soziologie und Demographie
Lehrstuhl für Soziologie mit Schwerpunkt
Familiendemographie
Ulmenstraße 69
18057 Rostock

Prof. Dr. med. Jan-Steffen Krüssel
Universitäres interdisziplinäres
Kinderwunschzentrum
Universitätsklinikum Düsseldorf
Gebäude 14.75
Moorenstraße 5
40225 Düsseldorf

Priv.-Doz. Dr. med. Roxana Popovici
kiz) kinderwunsch im zentrum
Bayerstraße 3
80335 München

Dr. rer. nat. Simon Pörksen
Qualitätssicherung Reproduktionsmedizin
bei der Ärztekammer Schleswig-Holstein
Bismarckallee 8–12
23795 Bad Segeberg

Dr. med. Claudia Santjohanser
KinderwunschCentrum München (KCM)
Lortzingstraße 26
81241 München

Prof. Dr. phil. habil. Heike Trappe
Universität Rostock
Institut für Soziologie und Demographie
Lehrstuhl für Soziologie mit Schwerpunkt
Familiendemographie
Ulmenstraße 69
18057 Rostock

Prof. Dr. med. Michael von Wolff
Universitätsklinik für Frauenheilkunde, Inselspital
Abteilung Gynäkologische Endokrinologie und Reproduktionsmedizin
Friedbühlstrasse 19
3010 Bern
Schweiz

Prof. Dr. sc. hum. habil. Christel Weiß, Dipl.-Math.
Abteilung für Medizinische Statistik und
Biomathematik
Medizinische Fakultät Mannheim der Universität
Heidelberg
Theodor-Kutzer-Ufer 1–3
68167 Mannheim

Prof. Dr. Dr. med. habil. Wolfgang Würfel
KinderwunschCentrum München (KCM)
Lortzingstraße 26
81241 München

Abkürzungen

aCGH	Array-Comparative-Genomic-Hybridization	FIVNAT-CH	Fécondation In Vitro National-Suisse
AFC	Antral Follicle Count	FOR	Verwendung von zuvor kryokonservierten Eizellen
AG QS ReproMed	Arbeitsgemeinschaft Qualitätssicherung in der Reproduktionsmedizin	FSH	follikelstimulierendes Hormon
AGO	Arbeitsgemeinschaft Gynäkologische Onkologie e. V.	GKV	gesetzliche Krankenversicherung
		GMG	GKV-Modernisierungsgesetz
AID	Artificial Insemination by Donor	GnRH	Gonadotropin-Releasing-Hormon
ÄKSH	Ärztekammer Schleswig-Holstein	HCG	humanes Choriongonadotropin
AMH	Anti-Müller-Hormon	HFEA	Human Fertilistion and Embryology Authority
Anzard	Australian & New Zealand Assisted Reproduction Database	HIV	Humanes Immundefizienzvirus
ART	assistierte Reproduktionstechnologie	HMG	Humanes Menopausengonadotropin
ASRM	American Society for Reproductive Medicine	HR	Hazard Ratio
		ICMART	International Committee for Monitoring Assisted Reproductive Technologies
ASS	Acetylsalicylsäure		
BELRAP	Belgian Register for Assisted Procreation	ICSI	intrazytoplasmatische Spermieninjektion
BfArM	Bundesinstitut für Arzneimittel und Medizinprodukte	IUGR	intrauterine Wachstumsrestriktion
		IUI	intrauterine Insemination
BGB	Bundesgesetzbuch	IVF	In-vitro-Fertilisation
BGH	Bundesgerichtshof	IvG	In-vitro-Growth
BKiD	Beratungsnetzwerk Kinderwunsch Deutschland e. V.	IVM	In-vitro-Maturation
		KI	Konfidenzintervall
BMFSFJ	Bundesministerium für Familie, Senioren, Frauen und Jugend	KryoET	Transfer von zuvor kryokonservierten Eizellen im Vorkernstadium oder Embryonen
BMI	Body-Mass-Index		
BS	Beobachtungsstudie	KS	Kohortenstudie
BZgA	Bundeszentrale für gesundheitliche Aufklärung	LDL	Low density Lipoprotein
		LGR	Lebendgeburtsrate
CDC	Centers for Disease Control and Prevention	LH	luteinisierendes Hormon
CGH	Comparative-Genomic-Hybridization	Mb	Megabasen
CREAThE	Centres for Reproductive Assistance Techniques in HIV in Europe	MGZ	Mitliedszentrum
		mtDNA	mitochondriale DNA
D·I·R	Deutsches IVF-Register	NC-IVF	Natural Cycle In Vitro Fertilization
DIMDI	Deutsches Institut für Medizinische Dokumentation und Information	NGS	Next-Generation Sequencing
		NIPGT	Non-invasive Preimplantation Genetic Testing
ED	Eizellspende		
EIM	European IVF Monitoring Consortium	NIPT	nichtinvasiver Pränataltest
EK	Ethikkommission	NT	Nackentransparenzmessung
ELISA	Enzyme-Linked Immunosorbent Assay	NVOG	Nederlandse Vereniging voor Obstetrie en Gynaecologie
ESchG	Embryonenschutzgesetz		
eSET	elektiver Single Embryo Transfer	ÖBIG	Österreichisches Bundesinstitut für Gesundheitswesen
ESHRE	European Society of Human Reproduction and Embryology		
		OHSS	ovarielles Hyperstimulationssyndrom
ET	Embryotransfer	oK	orale Kontrazeption
EU DS-GVO	Datenschutz-Grundverordnung der EU	OR	Odds Ratio
EUROCET	European Registry of Competent Authorities for Tissues and Cells	PAPP-A	Pregnancy-associated Plasma Protein A
		PCOS	polyzystisches Ovarsyndrom
FISH	Fluoreszenz-in-situ-Hybridisierung	PCR	Polymerase-Kettenreaktion

PEI	Paul-Ehrlich-Institut	RIF	Repeated Implantation Failure
PGDIS	Preimplantation Genetic Diagnosis International Society	RR	Risk Ratio
		RSA	Recurrent Spontaneous Abortions
PGS	Preimplantation Genetic Screening	SaRegG	Samenspenderregistergesetz
PGT	Preimplantation Genetic Testing	SART	Society for Assisted Reproductive Technology
PGT-A	Preimplantation Genetic Testing for Aneuploidy		
		SGB	Sozialgesetzbuch
PID	Präimplantationsdiagnostik	SGRM	Schweizerische Gesellschaft für Reproduktionsmedizin
PIDV	Präimplantationsdiagnostikverordnung		
PIGF	Placental Growth Factor	SNP	Single Nucleotide Polymorphism
PKV	private Krankenversicherung	SS	Schwangerschaft
PMA	Registro Nazionale Procreazione Medicalmente Assistita	SSW	Schwangerschaftswoche
		TEB	Trophektodermbiopsie
PN	Pronukleus	THQ	Taillen-Hüft-Quotient
PPH	peripartale Hämorrhagie	TMC	Total Motile Sperm Count
PräimpG	Präimplantationsdiagnostikgesetz	UFP	ultraschallgesteuerte Follikelpunktion
QI	Qualitätsindikator(en)	VZO	Verkehr zum Ovulationsoptimum
qPCR	quantitative Polymerase-Kettenreaktion	WGA	Whole Genome Amplification
RCT	randomisierte kontrollierte Studie	WHO	World Health Organization

Fehler gefunden?

An unsere Inhalte haben wir sehr hohe Ansprüche. Trotz aller Sorgfalt kann es jedoch passieren, dass sich ein Fehler einschleicht oder fachlich-inhaltliche Aktualisierungen notwendig geworden sind.
Sobald ein relevanter Fehler entdeckt wird, stellen wir eine Korrektur zur Verfügung.
Mit diesem QR-Code gelingt der schnelle Zugriff.

https://else4.de/978-3-437-24944-0

Wir sind dankbar für jeden Hinweis, der uns hilft, dieses Werk zu verbessern. Bitte richten Sie Ihre Anregungen, Lob und Kritik an folgende E-Mailadresse: kundendienst@elsevier.com

Inhaltsverzeichnis

1	**Konzeption des Buches** 1		
	Markus S. Kupka 1		
2	**Qualitätssicherung in der Reproduktionsmedizin – Verbesserung der Patientenversorgung** 7		
	Simon Pörksen 7		
2.1	Was ist QS ReproMed? 8		
2.1.1	Historie 8		
2.1.2	Prospektive Datenerfassung 8		
2.1.3	Weiterentwicklung des Datensatzes 8		
2.1.4	Datenschutz 9		
2.2	Ergebnisse 10		
2.3	Zusammenfassung und Ausblick ... 12		
3	**IVF-Naturelle – Ist weniger mehr?** 15		
	Roxana Popovici und Michael von Wolff 15		
3.1	Einführung 16		
3.2	Wirksamkeit und Erfolgsergebnisse der unterschiedlichen Therapieformen 16		
3.3	Indikationsstellung für eine primäre IVF-Therapie im natürlichen Zyklus 18		
3.4	Gesundheit der Kinder nach IVF ... 20		
3.4.1	Behandlungskosten und Kostenerstattung in Deutschland 21		
3.4.2	Vergleich der IVF-Therapieformen in der aktuellen medizinischen Diskussion .. 22		
4	**Gibt es regionale/landesweite Unterschiede in Deutschland?** .. 23		
	Jan-Steffen Krüssel 23		
4.1	Gibt es Verteilungsunterschiede der IVF-Zentren in den Bundesländern? 24		
4.2	Hat die öffentliche Zusatzförderung der Kinderwunschbehandlung einen Einfluss auf die Inanspruchnahme? 25		
4.3	Sind regionale Unterschiede der Geburten- und Mehrlingsraten für die Ergebnisqualität der Zentren verwertbar? 27		
5	**Blick über den Tellerrand – Wie sind andere europäische Länder bezüglich Therapieoptionen und Erfolgsraten aufgestellt?** 31		
	Christian De Geyter 31		
5.1	Einleitung 32		
5.2	Voraussetzungen für die Durchführung von ART in den einzelnen Nachbarstaaten 32		
5.2.1	Situation in Dänemark 32		
5.2.2	Situation in Polen 33		
5.2.3	Situation in der Tschechischen Republik 34		
5.2.4	Situation in Österreich 35		
5.2.5	Situation in der Schweiz 35		
5.2.6	Situation in Frankreich 35		
5.2.7	Situation in Belgien 35		
5.2.8	Situation in den Niederlanden 36		
5.3	Reproduktionstourismus 36		
5.4	Fazit 36		
6	**Ist eine Behandlung mit Spendersamen wirklich Erfolg versprechend?** 39		
	Thomas Katzorke 39		
6.1	Einleitung 40		
6.2	Gesetzliche Lage 40		
6.3	Voraussetzungen zur Behandlung .. 41		
6.4	Behandlung 41		
6.4.1	Anzahl inseminierter Spermien 42		
6.4.2	Effizienz der Insemination 43		

6.4.3	Anzahl der Inseminationen im Behandlungszyklus	44
6.4.4	IVF und ICSI	44
6.4.5	Abklärung des Tubenfaktors	44
6.5	Ergebnisse	45
6.6	Zusammenfassung	46

7	**Präimplantationsdiagnostik – Rechtliche Rahmenbedingungen und methodische Aspekte**	**49**
	Udo Koehler	49
7.1	Was ist eine Präimplantationsdiagnostik?	50
7.1.1	Rechtliche Rahmenbedingungen	50
7.1.2	PID-Zentren	50
7.1.3	Ethikkommissionen für PID	50
7.1.4	Zentralstelle für Präimplantationsdiagnostik	51
7.2	Präimplantationsdiagnostik in Deutschland – Anträge und Untersuchungen	51
7.3	Genetischer und reproduktionsmedizinischer Hintergrund	51
7.3.1	Monogen vererbte Erkrankungen	52
7.3.2	Chromosomenveränderungen	53
7.3.3	In-vitro-Fertilisation	53
7.3.4	Kosten einer PID	53
7.4	Durchführung einer Präimplantationsdiagnostik	53
7.4.1	PID für strukturelle Chromosomenveränderungen (PGT-SR)	54
7.4.2	PID für numerische Chromosomenveränderungen (PGT-A)	54
7.4.3	PID für monogene Erkrankungen (PGT-M)	55
7.4.4	Mosaike	55
7.4.5	Polkörperdiagnostik	55
7.4.6	Nichtinvasive Präimplantationsdiagnostik	55
7.5	Nutzen und Risiken einer Präimplantationsdiagnostik	56
7.6	Fazit	56

8	**Was hat das Alter der Erstgebärenden für Auswirkungen?**	**59**
	Wolfgang Würfel und Claudia Santjohanser	59
8.1	Einige Fakten zur humanen Reproduktion	60
8.1.1	Alterungsprozess der Eizellen	60
8.1.2	Das Aufbrauchen des Eizellpools – Menopause	60
8.1.3	Ein weiteres Problem: das Altern der Mitochondrien	61
8.2	Einige wichtige Variablen der ovariellen Funktion und der Fertilität	62
8.3	Natürliche Konzeptionschancen – leichte hormonelle Stimulation – Insemination	62
8.3.1	Künstliche Befruchtung (IVF, ICSI)	63
8.3.2	Schwangerschafts- und Geburtsraten sowie Abortrisiko in Abhängigkeit vom Lebensalter	64
8.3.3	Aneuploidiescreening	65
8.3.4	Risiken	65
8.4	Fazit	68

9	**Krebs und Kinderwunsch – Wie effektiv sind Behandlungsstrategien?**	**71**
	Michael von Wolff	71
9.1	Einführung	72
9.2	Ovarielle Stimulation und Kryokonservierung von Oozyten	72
9.2.1	Effektivität pro aufgetauter Oozyte	72
9.2.2	Effektivität pro Auftauzyklus	73
9.2.3	Effektivität pro Kryokonservierung	73
9.3	Kryokonservierung von Ovargewebe	74
9.3.1	Effektivität pro Transplantation	74
9.3.2	Effektivität pro Kryokonservierung	74
9.4	GnRH-Agonisten bei Frauen	74
9.4.1	Kurzfristige Effektivität	74

9.4.2	Langfristige Effektivität	76	12	**Sozialdemografische Ursachen und Folgen des Aufschubs des Erstgebäralters von Frauen**		95
9.5	Kryokonservierung von Spermien	76				
9.5.1	Effektivität pro intrauteriner Insemination und IVF/ICSI	76		Heike Trappe und Katja Köppen		95
9.5.2	Effektivität pro Kryokonservierung	77	12.1	Datenlage zum Erstgebäralter von Frauen		96
9.6	Weitere fertilitätsprotektive Techniken	77	12.1.1	Geburtenstatistik		96
			12.1.2	Mikrozensus		96
9.7	Zusammenfassung	79	12.2	Der Aufschub des Erstgebäralters im Überblick		96
10	**Körpergewicht und Chancen auf eine Schwangerschaft**	81	12.3	Die Realisierung von Fertilitätsintentionen im Altersvergleich		98
	Christian Gnoth	81	12.4	Ursachen und Folgen des Aufschubs des Erstgebäralters		100
10.1	Einleitung	82				
10.2	Epidemiologie der Adipositas	83	12.5	Kann Sozialpolitik den Zeitpunkt der Familiengründung beeinflussen?		100
10.3	Chancen auf eine Schwangerschaft	84	12.6	Fazit für die Praxis		101
10.4	Therapiehinweise	86				
			13	**Welche Datensammlung bietet welche Informationen?**		103
11	**Schwanger 40+ – Was sagt der Geburtshelfer?**	87		Markus S. Kupka		103
	Franz Kainer	87				
11.1	Einführung	88	14	**Statistik kritisch beleuchtet**		113
11.2	Schwangerschaftsrisiken	88		Christel Weiß		113
11.3	Risiken durch assoziierte Grunderkrankungen	90	14.1	Statistik in Alltag und Beruf		114
			14.2	Der Umgang mit Risiken		114
11.4	Schwangerschaftsbetreuung	90	14.3	Diagnostische Tests – mehr oder weniger Klarheit?		115
11.5	Geburtsbetreuung	92				
11.5.1	Geburtseinleitung	92	14.4	Screenings – Segen oder Fluch?		116
11.5.2	Intrapartale Betreuung	92	14.5	Signifikanz und Relevanz		118
11.6	Prävention von Komplikationen	92	14.6	Tipps und Empfehlungen		119
				Register		121
				Abbildungsnachweis		124

KAPITEL 1

Markus S. Kupka

Konzeption des Buches

Motivation und Zielgruppe

„Reproduktionsmedizin" ist ein Buchprojekt, das schon lange in der Planungsphase steckte. Die zahllosen populärwissenschaftlichen, eher für betroffene Paare konzipierten Bücher aus dem Bereich der humanen Reproduktionsmedizin beinhalten in der Regel einen professionellen Überblick über die Therapieoptionen mit unterschiedlichen Schwerpunkten wie Psychologie, komplementärmedizinische Ansätze oder das fortgeschrittene Alter der Frau.

Erste reale, nicht digitale Anlaufstelle der betroffenen Paare sind in der Regel niedergelassene Frauenärztinnen und Frauenärzte sowie Beratungseinrichtungen wie pro familia, Caritas und donum vitae. Darüber hinaus gibt es professionelle nichtärztliche Angebote wie das des Beratungsnetzwerks Kinderwunsch Deutschland (BKiD e. V.). Selbsthilfegruppen und Betroffenenverbände wie Wunschkind e. V. seien hier ebenfalls erwähnt.

> Das vorliegende Buch hat als Grundidee, in Beratungssituationen prägnant und übersichtlich Fragen zu Statistiken und Erfolgsergebnissen beantworten zu können.

Es wurde bei dem Konzept somit Wert darauf gelegt, dass die Anzahl der Abbildungen überproportional zu anderen Büchern sei.

Weiterhin wurden die Autoren gebeten, in möglichst verständlicher Sprache nicht nur für das Fachpublikum Zusammenhänge darzustellen.

Ich persönlich wurde durch familiäre Prägung an das Thema herangeführt. Mein Vater, der niedergelassener Frauenarzt in Nordrhein-Westfalen war, schlug mir 1985 vor, doch zu einem Kongress in die Redoute nach Bonn-Bad Godesberg zu fahren. Ich war damals 20 Jahre alt und hatte mit meinem Medizinstudium bereits begonnen. Mein Vater ließ erkennen, dass er den Eindruck hatte, es handele sich hier um eine wichtige Veranstaltung, denn es war die allererste Tagung der Europäischen Gesellschaft für Reproduktionsmedizin.

Vom 23. bis 26. Juni tagten in dem kleinen, aber vornehmen Schloss aus dem 18. Jahrhundert ca. 300 Teilnehmer. Jeder wurde per Handschlag von den Pionieren der Reproduktionsmedizin Prof. Patrick Christopher Steptoe (Gynäkologe) und Prof. Robert Edwards (Naturwissenschaftler) begrüßt. Diese beiden Wissenschaftler konnten durch ihre Arbeit das erste „Retortenbaby" hervorbringen. Louise Brown wurde 1978 geboren.

Das Programmheft der Tagung konnte noch auf ein Faltblatt von 9×20 cm gedruckt werden und war in das Namensschild integrierbar. Heutzutage sind die Programmhefte der Jahrestagungen der ESHRE (European Society of Human Reproduction and Embryology) im DIN-A4-Format über 100 Seiten dick.

Bereits seit dieser Tagung war mir bewusst geworden, dass eine verständliche Vorstellung der Behandlungsergebnisse keine leichte Aufgabe darstellt. Außerdem war durch den Besuch dieser Veranstaltung der Impuls gesetzt, diesem Spezialgebiet zu folgen. Später promovierte ich im Bereich Reproduktionsmedizin an der Unifrauenklinik Bonn und konnte mit einflussreichen Personen in dieser frühen Phase der humanen Reproduktionsmedizin in Deutschland intensiv zusammenarbeiten.

Demzufolge war ich in der Lage, für meinen damaligen Chef Prof. Hans Hermann van der Ven von der Unifrauenklinik Bonn vertretungsweise ab dem Jahr 1997 für das Deutsche IVF-Register (D·I·R) aktiv zu werden. Später konnte ich als Kuratoriumsmitglied bzw. Vorstandsmitglied diese Arbeit weiter fortführen.

Besonders in der Zeit von 2005 bis 2011 im Vorstand war dies durch unterschiedliche Themenschwerpunkte wie Erfassungssoftware und strukturierte Datenanalyse möglich. Weiterhin war das Bewusstsein für patientenbezogene Darstellungen der Behandlungsergebnisse durch die Initiierung der Internetseite deutsches-ivf-register.de gewachsen. Dieses Portal habe ich von 2006 bis 2014 betreut.

In all den Jahren der Patientenbetreuung war für mich persönlich immer wieder erstaunlich, dass nur in sehr seltenen Fällen Patientenpaare von sich aus das Zahlenwerk des Deutschen IVF-Registers im Internet gesucht haben und in der Beratungssituation thematisierten. Bei aufmerksamer Lektüre waren schnell bestimmte Fragestellungen, die für die Patientenpaare sehr relevant sind, offensichtlich.

Beispielsweise war das Register sehr früh schon offen mit der Frage umgegangen, wie unterschiedlich die Erfolgsraten pro Zentrum in ganz Deutschland waren. Die Ergebnisse mussten (und müssen immer noch) jedoch in anonymisierter Form dargestellt werden.

Außerdem war bereits früh erkennbar, dass die relevanten Fragestellungen – beispielsweise die der sogenannten „Baby Take Home Rate", also der Wahrscheinlichkeit, wirklich mit einem Kind nach einer Behandlung nach Hause zu gehen – nur mühsam aus dem Zahlenwerk zu beantworten waren.

In der Zwischenzeit hat hier eine Bewusstseinsänderung stattgefunden und auf unterschiedlichsten Ebenen erfolgt nun eine Konzentrierung der Ergebnisdarstellung aus dem Blickwinkel des Patientenpaares. So arbeitet das Register intensiv durch umfangreiche Umstellungsarbeiten daran, beispielsweise die Frage zu beantworten, wie hoch die Lebendgeburtsrate aus einer Eizellentnahme heraus zu beziffern ist.

Der langjährige Vorsitzende des Deutschen IVF-Registers, Herr Prof. Dr. Ricardo Felberbaum, war über viele Jahre auch auf europäischer Ebene aktiv und hat im European IVF Monitoring Consortium (EIM) der ESHRE mitgearbeitet. Er ermöglichte mir quasi als sein Nachfolger, in diesem sehr aktiven Kreis seine Position zu übernehmen. Über 30 Länder aus Europa werden hier zusammengefasst.

Ein jährlicher Bericht über die Behandlungsergebnisse versucht, die unterschiedlichsten Aspekte, die geprägt sein können durch legislative Rahmenbedingungen, juristische Gegebenheiten und auch versicherungstechnische Besonderheiten, übersichtlich darzustellen. So konnte ich seit 2008 in diesem Gremium aktiv mitarbeiten und hatte die Ehre, von 2010 bis 2012 diese Arbeitsgruppe zu leiten.

Danach konnte ich die Arbeit als Special Advisor und nunmehr als Repräsentant beim Welt-IVF-Register (International Committee for Monitoring Assisted Reproductive Technologies, ICMART) fortsetzen.

Hier wird der „Tellerrand" noch einmal deutlich gesenkt und bei der Arbeit in diesem Konsortium mit Informationen aus fast 80 Ländern, die über die gesamte Erde verteilt sind, der Blickwinkel geweitet. Besonders von Registern in Afrika und im asiatischen Raum können wir lernen, die Informationsdarstellung für betroffene Paare weit mehr in den Vordergrund zu stellen, als dies beispielsweise bei den meisten Registern aus Europa der Fall ist.

Da Datenanalyse sehr häufig auch mit EDV-technischen Fragestellungen zusammenhängt, konnte ich sehr von der dreijährigen Zusatzausbildung Medizinische Informatik profitieren, die ich im Zeitraum von 1998 bis 2000 am Institut für Medizinische Biometrie, Information und Epidemiologie der Medizinischen Fakultät Bonn absolvierte.

Gefesselt von dem Thema der Datenanalyse im Bereich der humanen Reproduktionsmedizin, konnte ich mit einem DFG-Stipendium in den Jahren 2001 und 2002 an den Centers for Disease Control and Prevention (CDC) in Atlanta, Georgia, und an der Universität Birmingham, Alabama, ein Projekt verfolgen, das sich genau auf diesen Bereich fokussierte. In Birmingham, Alabama, ist die Amerikanische Gesellschaft für Reproduktionsmedizin mit dem entsprechenden Register (SART) angesiedelt, sodass es auch hier eine enge Kooperation gab.

Die CDC erstellten ebenfalls Jahresberichte für den nordamerikanischen Bereich. Genau an dieser Stelle in den CDC konnte ich wissenschaftlich arbeiten. Schlussendlich mündete dies nach dem Wechsel von der Universität Bonn an die Universität München in der Habilitationsschrift mit dem Titel: „Entwicklung und Nutzung klinisch relevanter Instrumente der Qualitätssicherung in der Humanreproduktionsmedizin in Deutschland unter besonderer Berücksichtigung informationstechnologischer Werkzeuge und epidemiologischer Analysen".

Im Rahmen dieser wissenschaftlichen Arbeit wurde ein dezidierter Vorschlag formuliert, wie eine neu strukturierte Datenerhebung vor allen Dingen auf den Aspekt abheben könnte, auch die Schwangerschaften, die aus kryokonservierten, gerade befruchteten Eizellen hervorgehen, im Zusammenhang mit der dazugehörigen Eizellentnahme als Einheit zusammenzufassen.

Zum Inhalt des Buches

Bezüglich der Struktur des vorliegenden Buches und der dazu angesprochenen Referenten ist festzuhalten, dass versucht wurde, aus der Perspektive eines zu beratenden Paares auf die wichtigsten Themen zu fokussieren. Weiterhin wurde versucht, jeweils einen renommierten Referenten mit nachgewiesener Expertise zu finden, der die Thematik patientenbezogen darstellen kann.

Die wichtigste Fragestellung ist in der Beratungssituation häufig, wie erfolgreich eine entsprechende Therapie sein kann. Demzufolge wurde Herr Dr.

Simon Pörksen von der Ärztekammer Schleswig-Holstein gebeten, dies darzustellen. Er analysiert für die Initiative QS-Repromed die Daten und stellt sie in einem jährlichen Bericht zusammen. QS-Repromed beinhaltet momentan 13 Landesärztekammern, die unter dem Dach der Bundesärztekammer mithilfe des Datensatzes des Deutschen IVF-Registers versuchen, die Ergebnisse qualitätsbezogen zu präsentieren. Hierbei orientiert sich der Bericht an der Aufteilung, die im Bereich der Qualitätssicherung seit Jahrzehnten etabliert ist: Struktur, Prozess und Ergebnis.

In 22 Qualitätsindikatoren wird jeweils dargestellt, wie der Zugang zu Behandlungsmöglichkeiten und die damit verbundene Erfolgsaussicht, aber auch die Risiken sich darstellen. Prof. Dr. Jan Krüssel und ich konnten vor 6 Jahren aktiv an der Gestaltung dieser Indikatoren mitwirken. Dabei ist besonders die sogenannte „Idealpatientin" zu erwähnen. Hier wurden einige Kriterien zusammengefasst, um auch eine Vergleichbarkeit der Ergebnisqualität einzelner Zentren in Deutschland zu ermöglichen. Mithilfe von neustrukturierten Diagrammen wird versucht, dies möglichst leicht verständlich darzustellen.

In der öffentlichen Wahrnehmung werden häufig medikamentöse Therapien mit Stimulationsmedikamenten aus einem kritischen Blickwinkel gesehen. Es häufen sich die Nachfragen nach Behandlungsoptionen der Reagenzglasbefruchtung ohne oder nur mit milden Stimulationsprotokollen. Dazu ist ein Netzwerk etabliert, das sich mit „IVF naturell" beschäftigt. Eine der wesentlichen Repräsentantinnen ist hierbei Frau PD Dr. Roxana Popovici aus München. Sie konnte gewonnen werden, die Fragestellung zu bearbeiten: „Ist weniger mehr?"

Prof. Dr. Jan Krüssel von der Unifrauenklinik Düsseldorf ist seit vielen Jahren im Kuratorium und Vorstand des Deutschen IVF-Registers tätig, aber auch bei der Initiative QS-Repromed. Er wurde gebeten, sich mit der häufigen Fragestellung zu beschäftigen, ob es Unterschiede regionaler Art in Deutschland gibt.

In den Vereinigten Staaten ist es üblich, sich für eine Kinderwunschbehandlung auf eine lange Reise zu machen und die Darstellungen des Amerikanischen IVF-Registers (CDC Report) zu nutzen, um zu entscheiden, wo die besten Therapieergebnisse erzielt werden. Dies ist aufgrund der gesetzlich vorgeschriebenen Auflagen bezüglich Werbung im medizinischen Bereich in Deutschland nicht möglich.

Dennoch gibt es durchaus Unterschiede, die sich auf Gesetzgebungen oder Behandlungshäufigkeiten beziehen können. Hierzu wird ein Überblick von Prof. Krüssel gegeben.

Der in Belgien geborene Gynäkologe Prof. Christian De Geyter hat lange in Deutschland gearbeitet und wechselte dann an die Universitätsfrauenklinik Basel. Er war mein Nachfolger im Vorsitz des Europäischen IVF-Registers und besitzt daher einen guten Überblick, wie Therapieoptionen und Erfolgsraten im europäischen Kontext zu bewerten sind. Dazu wird er einen Überblick geben.

In der Beratungssituation ist auch das Thema Spendersamenbehandlung von großer Relevanz. Hier spielt besonders die Gesetzgebung seit dem 01.08.2019 bezüglich des Samenspenderregistergesetzes eine entscheidende Rolle. Über viele Jahre war das Kinderwunschzentrum in Essen eine der größten Einrichtungen in Deutschland. Früh wurde hier bereits mit Spendersamenbehandlung begonnen. Demzufolge freue ich mich, Prof. Dr. Thomas Katzorke gewonnen zu haben, einen Beitrag über die Erfolgswahrscheinlichkeit von Spendersamenbehandlungen zu verfassen.

Durch die mutige Initiative von Dr. Matthias Bloechle aus Berlin, der sich selbst anklagte, um die Frage zu klären, ob eine Präimplantationsdiagnostik (PID), die er durchgeführt hatte, gesetzkonform war, ist seit dem bahnbrechenden BGH-Urteil vom Juli 2010 unter definierten Bedingungen eine solche Behandlung möglich. Historisch bedingt sind die meisten genetisch versierten Zentren bezüglich Präimplantationsdiagnostik in München angesiedelt. So ist auch unser Kinderwunschzentrum in Hamburg mit dem Medizinisch Genetischen Zentrum (MGZ) in München assoziiert, um PID-Behandlungen durchzuführen. Der Naturwissenschaftler Dr. Udo Koehler vom MGZ konnte gewonnen werden, hier eine umfangreiche Darstellung der Erfolgsergebnisse bei einer PID-Behandlung zu präsentieren.

Ebenfalls über die Landesgrenzen bekannt ist Prof. Dr. Dr. Wolfgang Würfel, der sich schwerpunktmäßig mit immunologischen Fragestellungen im Bereich der humanen Reproduktionsmedizin beschäftigt. Er hat aber auch in einem kürzlich erschienenen Buch die Thematik „Alter der Erstgebärenden" aufgegriffen. Somit freuen wir uns sehr, dass er zusammen mit Frau Dr. Claudia Santjohanser gewonnen werden konnte, über die Auswirkungen des steigenden Alters von Kinderwunschpaaren bezüglich der Erfolgswahrscheinlichkeit Stellung zu nehmen.

In der Beratungssituation tritt das Thema Krebs und Kinderwunsch, aber auch das Thema Social Freezing, also der Erhalt der Fruchtbarkeit durch das Einfrieren von Eizellen, zunehmend in den Vordergrund. Es ist uns eine Freude, dass der Initiator des Netzwerks *Ferti*PROTEKT, Prof. Michael von Wolff, der ursprünglich aus Heidelberg stammt und dann an die Uni Bern wechselte, zugestimmt hat, über das Thema Krebs und Kinderwunsch zu sprechen.

Die Volkskrankheiten Diabetes und Adipositas betreffen auch das Thema Kinderwunsch. In den Beratungen ist massives Übergewicht ein sehr heikles Thema und mit vielen Herausforderungen verbunden. Hierbei geht es in der Regel nicht nur um Auswirkungen auf die Erfolgswahrscheinlichkeit einer Kinderwunschbehandlung, sondern natürlich auch um die Fragestellung, inwieweit massives Übergewicht den Schwangerschaftsverlauf beeinflusst. Somit freut es uns, den langjährigen Mitarbeiter des Deutschen IVF-Registers, der sich mit solchen Fragestellungen bereits früh auseinandersetzte, gewonnen zu haben, um über das Thema Gewicht und Chancen zu berichten. Prof. Dr. Christian Gnoth aus Grevenbroich hat hierzu bereits zahlreiche Analysen angefertigt.

Das zunehmende Alter der Kinderwunschpaare hat auch Auswirkungen auf Schwangerschaftsverlauf und Geburtskomplikationen. Demzufolge freue ich mich sehr, dass sich der langjährige Kollege der I. Frauenklinik der Ludwig-Maximilians-Universität Innenstadt, München, Prof. Dr. Franz Kainer, bereiterklärte, aus Perspektive des Geburtshelfers die Problematik „schwanger 40 plus" zu beleuchten.

Etwas abstrakter, aber durchaus von Relevanz ist die Fragestellung, was mittelfristig durch das steigende Alter der Frauen passiert, die erstmals ein Kind zur Welt bringen. Dieses hat nicht nur medizinische Aspekte bezüglich des Schwangerschaftsverlaufs und des Entbindungswegs, sondern auch bezüglich der Demografie. Demzufolge freue ich mich sehr, dass wir vom Institut für Soziologie und Demografie der Uni Rostock Frau Prof. Dr. Heike Trappe und ihre Kollegin Frau Dr. Katja Köppen gewinnen konnten, zu dieser Thematik Stellung zu nehmen.

Neben dem Deutschen IVF-Register und der Datensammlung der Ärztekammerinitiative QS-Repromed gibt es zahlreiche Möglichkeiten für betroffene Paare, Informationen zu Behandlungserfolgen im Internet zu recherchieren. Auch die einzelnen Kinderwunschzentren stellen in der Regel ihre Erfolgsergebnisse dar. Es gibt jedoch darüber hinaus noch zahlreiche andere Möglichkeiten, beispielsweise auf internationaler Ebene Datensammlungen abzufragen. Hingewiesen wurde bereits auf das Europäische Register und auf Weltregister. In einer Übersicht stelle ich hier weitere hilfreiche europäische Datensammlungen vor.

Ab einem gewissen Intensitätsgrad der Betrachtung erfährt jeder, der sich mit Statistik beschäftigt, dass es nicht nur eines Grundwissens bedarf, sondern dass durch spezielle Darstellungen auch Ergebnisse mit spezieller Intention „passend" dargestellt werden können. Somit erfordert es häufig einer kritischen Betrachtung, um einschätzen zu können, welche Aussagekraft in einer Analyse steckt. Dies konnte auf sehr professionelle Weise Frau Professor Christel Weiß darstellen, die bereits in ihrem Werk „Basiswissen Medizinische Statistik" einen leicht verständlichen und dennoch anspruchsvollen Weg gefunden hat, diesen kritischen Geist zu schärfen.

Schlussendlich ist es ein großer Verdienst des Verlages Elsevier, unter Federführung von Frau Dr. Barbara Schweighofer und Frau Martina Gärtner das Buch redaktionell betreut und viele Hindernisse aus dem Weg geräumt zu haben. Dafür ein großes Dankeschön!

KAPITEL 2

Simon Pörksen

Qualitätssicherung in der Reproduktionsmedizin – Verbesserung der Patientenversorgung

2.1	**Was ist QS ReproMed?**	8
2.1.1	Historie	8
2.1.2	Prospektive Datenerfassung	8
2.1.3	Weiterentwicklung des Datensatzes	8
2.1.4	Datenschutz	9
2.2	**Ergebnisse**	10
2.3	**Zusammenfassung und Ausblick**	12

> **Definition**
>
> Die Abkürzung **AG QS ReproMed** steht für die **Arbeitsgemeinschaft Qualitätssicherung in der Reproduktionsmedizin** der Landesärztekammern.

2.1 Was ist QS ReproMed?

2.1.1 Historie

In den Jahren 1995 bis 2011 war die Geschäfts- und Auswertungsstelle des Deutschen IVF-Registers (D·I·R) e. V. bei der Ärztekammer Schleswig-Holstein (ÄKSH) angesiedelt. Hier wurden bundesweite Daten zur Behandlung, die in den reproduktionsmedizinischen Zentren erhoben wurden, entgegengenommen und Statistiken vor allem für wissenschaftliche Zwecke, aber auch zur Qualitätssicherung angefertigt. Ein weiterer Schwerpunkt war die Optimierung der Dokumentation selbst und deren Anpassung an den Stand der jeweiligen Technik der assistierten Reproduktion. Neben einem jährlichen Registerbericht (D·I·R-Jahrbuch) wurden regelmäßig Auswertungen zu Behandlungsmethoden in Form sogenannter Zentrumsprofile erstellt und den einzelnen Zentren sowie den zuständigen Ärztekammern zur Verfügung gestellt. Unabhängig von diesen Routineauswertungen wurden die anonymisierten Registerdaten auch nach spezifischen Kriterien für Forschungszwecke in den Gremien des D·I·R e. V. analysiert.

Nachdem das Deutsche IVF-Register im Jahr 2009 die Rechtsform eines eingetragenen Vereins angenommen hatte, begann ein Prozess der Auftrennung zwischen den Qualitätssicherungsaktivitäten für die Ärztekammern und dem stärker auf wissenschaftliche Fragestellungen ausgerichteten Register, das 2012 eine neue Geschäftsstelle in Berlin einrichtete. Um die Qualitätssicherung nach Wegfall der bestehenden Verträge auf eine neue rechtliche Grundlage zu stellen, gründeten die Ärztekammern auf Landesebene am 5.11.2013 die Arbeitsgemeinschaft zur Qualitätssicherung in der Reproduktionsmedizin, kurz AG QS ReproMed, mit Geschäftsstelle und Datenverarbeitung bei der Ärztekammer Schleswig-Holstein (ÄKSH). Die Geschäftsstelle nimmt von den reproduktionsmedizinischen Zentren pseudonymisierte Behandlungsdaten entgegen, wertet diese aus und stellt die anonymisierten Auswertungen den Gremien der AG auf Kammer- und Landesebene sowie den Behandlungszentren zu Zwecken der Qualitätssicherung zur Verfügung. Geleitet wird die AG durch ein Lenkungsgremium, das durch eine Gesellschafterversammlung eingesetzt wird. Die AG stellt insofern eine Besonderheit in der „Landschaft" der medizinischen Qualitätssicherung dar, als üblicherweise Qualitätssicherungsfunktionen der auf Landesebene strukturierten ärztlichen Selbstverwaltung nicht auf Bundesebene organisiert werden. Stand Frühjahr 2020 sind alle (Landes-)Ärztekammern mit Ausnahme Berlins und Bayerns Mitglied in der AG QS ReproMed.

Einen Überblick über den Ablauf des QS-ReproMed-Verfahrens gibt ➤ Abb. 2.1.

2.1.2 Prospektive Datenerfassung

Ein wesentliches Qualitätsmerkmal der sowohl im Deutschen IVF-Register als auch bei der AG QS ReproMed erfassten Daten ist deren als Prospektivität bezeichnete Eigenschaft. Diese stellt sicher, dass die Dokumentation eines sogenannten Behandlungszyklus frühzeitig erfolgt, wenn dessen Erfolg noch nicht absehbar ist. Anfangs diente als Instrument zur Gewährleistung von plausiblen und prospektiven Datenexporten ein von der ÄKSH entwickeltes Software-Modul, die sogenannte DIR-DLL, die in die jeweilige Dokumentationssoftware eingebunden war.

2.1.3 Weiterentwicklung des Datensatzes

Ab 2014 wurde durch das Deutsche IVF-Register eine softwaretechnische Neuentwicklung beauftragt. Das als ARTbox® bezeichnete System wurde ab 2017 in den reproduktionsmedizinischen Zentren installiert und dient als Server wahlweise direkt als Datenhaltung- und Dokumentationssystem oder als Schnittstellensystem für kommerzielle Software-Produkte. Die ARTbox® führt neben dem Test auf Prospektivität auch Plausibilitätstests durch und exportiert einen reduzierten Satz der Daten an das Deutsche IVF-Register einerseits und an die Datenannahmestelle der AG QS ReproMed andererseits.

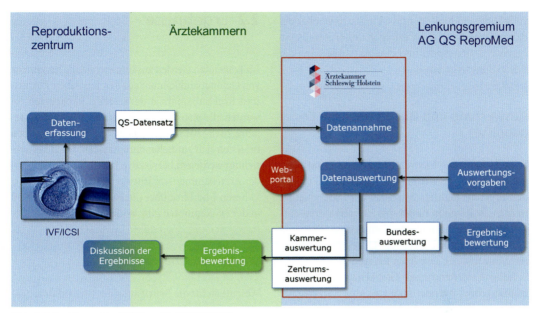

Abb. 2.1 Verfahrensablauf QS ReproMed [W867-001]

Zentrales Element der Dokumentation ist dabei eine Datensatzspezifikation, die regelmäßig optimiert und an neuere Entwicklungen in der Reproduktionsmedizin angepasst wird. Die inhaltlichen Anforderungen an den Datensatz werden vom Deutschen IVF-Register und, unter Beratung durch die Fachgruppe der AG QS ReproMed, der ÄKSH definiert.

2.1.4 Datenschutz

Der aktuelle Datensatz ist gegenüber früheren Versionen um rund zwei Drittel an Datenfeldern reduziert. Die AG QS ReproMed achtet darauf, dem Gebot der Datensparsamkeit Rechnung zu tragen. Es werden nur Daten exportiert, die zur Auswertung und damit zum Zwecke der Qualitätssicherung erforderlich sind. Damit wird eine wesentliche Anforderung des Datenschutzes, insbesondere der am 26.05.2018 in Kraft getretenen Datenschutz-Grundverordnung der EU (EU DS-GVO), erfüllt. Um die Identifikation von Patientinnen in den exportierten Datensätzen gänzlich unmöglich zu machen, sind die Daten pseudonymisiert und Geburtsdaten von Patientin und Kindern auf Monatsebene vergröbert.

Die auf Landesebene geltenden gesetzlichen Rahmenbedingungen, auf deren Grundlage die reproduktionsmedizinischen Zentren an den vorgeschriebenen Maßnahmen zur Qualitätssicherung ihrer zuständigen Ärztekammer teilnehmen, unterscheiden sich je nach Bundesland deutlich. Rechtgrundlage für eine Befugnis der Ärztekammern, zum Zwecke der Qualitätssicherung pseudonymisierte Patientendaten auszuwerten, sind die jeweiligen Heilberufekammergesetze. Da die Regelungen sich hier unterscheiden, muss in einigen Bundesländern die Einwilligung der Patientinnen eingeholt werden. Die ÄKSH stellt in diesem Fall sicher, dass auch bei nachträglichem Widerruf der Einwilligung die Daten gelöscht werden. Die Einwilligungsrate liegt in den betroffenen Bundesländern zwischen 94,0 und 99,5 % der Behandlungszyklen[1].

Zweimal jährlich werden von der ÄKSH als Datenverarbeiter der AG bei den reproduktionsmedizinischen Zentren Datenexporte angefordert. Im Oktober/November werden die Daten des vorhergehenden Kalenderjahres erstmals angenommen und ausgewertet. Da es für die Zentren einen erheblichen Aufwand bedeutet, die Schwangerschaftsausgänge ihrer Behandlungen nachzuverfolgen, sind diese erfahrungsgemäß zu diesem Zeitpunkt noch nicht

---

[1] Auswertung der AG QS ReproMed für das Behandlungsjahr 2017, Stand März 2020

vollständig. Im Juni/Juli und Oktober/November des darauffolgenden Jahres erfolgen daher jeweils ein erneuter Datenexport und eine Aktualisierung der Behandlungsergebnisse.

Auswertung und Dialog über die Ergebnisse

Kernelement der Auswertungen sind **Qualitätsindikatoren (QI).** Wesentliche Aspekte der Prozess- und Ergebnisqualität, aber auch der Datenqualität werden als Raten in insgesamt 22 Indikatoren dargestellt. Eine Fachgruppe aus Kammervertretern und Reproduktionsmedizinern legt Einzelheiten der Berechnung und der jeweiligen **Referenzbereiche** fest.

Anhand von Benchmark-Grafiken werden die Zentrumsergebnisse vergleichbar (➤ Abb. 2.3). Welches Zentrum dabei welchen Wert erzielt hat, ist grundsätzlich nur dem jeweiligen Zentrum selbst, der zuständigen Ärztekammer und der Auswertungsstelle bekannt. Liegt ein Zentrumsergebnis bei einem Qualitätsindikator außerhalb dieses Referenzbereichs, so wird das als „rechnerische Auffälligkeit" bezeichnet. Ob und wie auf dieses Ergebnis reagiert wird, entscheidet im Qualitätssicherungsverfahren die zuständige Ärztekammer.

Der erste Qualitätsindikator der QS-ReproMed-Jahresauswertung ist der durch Plausibilitätsregeln ermittelte Anteil an plausiblen Dokumentationen. Alle weiteren Indikatoren werden auf Basis der als plausibel bewerteten Daten berechnet.

Neben den Einzelergebnissen zu den Indikatoren enthält eine QS-ReproMed-Auswertung eine sogenannte Matrix-Grafik, anhand derer ein Zentrum einen Überblick über seine Ergebnisse erhält (➤ Abb. 2.2). In den Reihen finden sich die Pseudonyme der reproduktionsmedizinischen Zentren, in den Spalten die Qualitätsindikatoren. Neben auffälligen negativen Ergebnissen (schwarze Kreise) werden auch besonders gute Ergebnisse (weiße Kreise) ausgewiesen.

Werden die gesetzten Referenzbereiche der Qualitätsindikatoren in der QS ReproMed (möglicherweise sogar mehrfach hintereinander) verfehlt, wird durch die Ärztekammern in der Regel ein kollegialer Dialog mit den Zentren aufgenommen und gezielt auf die Auffälligkeiten hingewiesen.

2.2 Ergebnisse

Im Folgenden werden zusammengefasste Ergebnisse von Qualitätsindikatoren aus den Bereichen Prozess- und Ergebnisqualität dargestellt. Berücksichtigt werden alle plausiblen Datensätze der Behandlungsjahre 2013–2018[2]. Alle Zahlen und Prozentangaben beziehen sich auf Behandlungszyklen. Nicht berücksichtigt werden dabei ab 2016 Daten aus dem Bereich der Ärztekammer Nordrhein.

Einen Überblick über die Fallzahlen aller Zentren in der QS ReproMed gibt ➤ Tab. 2.1.

Schwangerschaftsrate

Wesentlich für die Beurteilung der Behandlungsqualität in einem Zentrum ist der Behandlungserfolg, z. B. das Erreichen möglichst vieler Schwangerschaften. ➤ Tab. 2.2 und ➤ Tab. 2.3 zeigen die Gesamtergebnisse zweier Schwangerschaftsindikatoren im zeitlichen Verlauf.

Für einen angemessen Vergleich der Behandlungsergebnisse müssen die unterschiedlichen Risiken, welche die Patientinnen tragen, berücksichtigt werden. Dies erfolgt in der Regel durch eine sogenannte **Risikoadjustierung.** Eine einfache Form der Risikoadjustierung ist die Betrachtung der Behandlungsergebnisse nur von **„Idealpatientinnen"**, d. h. Patientinnen mit idealen Voraussetzungen für eine künstliche Befruchtung. Es handelt sich um alle Patientinnen unter 36 Jahren, bei denen mindestens 4 regulär befruchtete Eizellen gewonnen und anschließend 2 Embryonen transferiert wurden. Die Ergebnisse zeigt ➤ Tab. 2.3.

Übertragung mehrerer Embryonen, Mehrlingsrate

Die Übertragung mehrerer, maximal 3 Embryonen ist rechtlich erlaubt, aber mit der Gefahr einer risiko-

---

[2] Quellen sind jeweils die Jahresauswertungen der AG QS ReproMed

[3] Basis ist die Datenbank der AG QS ReproMed mit Stand vom 10.03.2020, Behandlungsdaten vor 2015 aus Datenschutzgründen (Ablauf der Löschfrist) nicht mehr vorliegend (https://www.qsrepromed.de/)

2.2 Ergebnisse

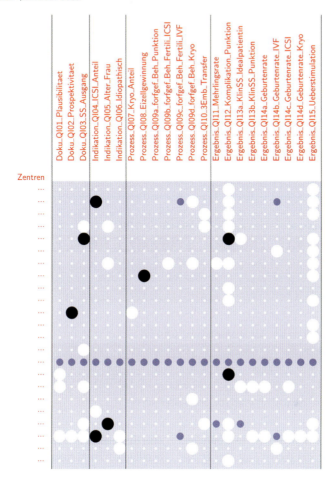

Abb. 2.2 Matrix aller Indikatorergebnisse, Beispielgrafik [W1132]
Schwarzer Kreis: Indikatorergebnis eines Zentrums außerhalb des Referenzbereichs
Großer weißer Kreis: Indikatorergebnis des Zentrums im Bereich der besten 5 %
Kleiner weißer Kreis: Indikatorergebnis im Referenzbereich
Blauer Kreis: Indikatorergebnis nicht berechnet, da weniger als 10 Fälle in einem Jahr

Tab. 2.1 Behandlungszyklen in den Zentren unterteilt nach Eizellbehandlungsmethode

Jahr	2013	2014	2015	2016	2017	2018
IVF[1]	10.757 (23,0%)	11.557 (23,3%)	12.683 (23,5%)	9.921 (25,7%)	9.583 (26,4%)	9.816 (27,6%)
ICSI[2]	36.114 (77,0%)	38.074 (76,7%)	41.282 (76,5%)	28.646 (74,3%)	26.687 (73,6%)	25.739 (72,4%)
Kryo[3]	17.087 (24,6%)	17.844 (24,3%)	19.217 (23,7%)	13.033 (22,8%)	13.012 (23,5%)	12.956 (22,9%)
Freeze all[4,3]	–	–	1.160 (3,1%)	1.287 (3,3%)	1.498 (3,9%)	1.549 (4,4%)

[1] frische In-vitro-Fertilisation, Prozentangabe bezogen auf alle Eizellbehandlungen
[2] frische intrazytoplasmatische Spermieninjektion, Prozentangabe bezogen auf alle Eizellbehandlungen
[3] nach Kryokonservierung aufgetaut, Prozentangabe bezogen auf alle begonnenen Behandlungszyklen
[4] Behandlungen mit Einfrieren von 2-Pronuclei (PN) bzw. Embryonen für einen späteren Embryotransfer, Prozentangabe bezogen auf Behandlungszyklen mit Punktion

Tab. 2.2 Schwangerschaftsrate bezogen auf alle Punktionen (QI 13b)

Jahr	2013	2014	2015	2016	2017	2018
Anzahl (Rate[1])	13.323 (27,5%)	14.183 (27,6%)	14.830 (26,3%)	11.179 (27,7%)	10.524 (27,6%)	9.926 (26,3%)

[1] Prozentangabe bezogen auf alle Punktionen

Tab. 2.3 Schwangerschaftsrate bei „Idealpatientinnen" (QI 13a)

Jahr	2013	2014	2015	2016	2017	2018
Anzahl (Rate)[1]	5.403 (43,5%)	5.684 (44,0%)	6.127 (43,0%)	4.301 (42,2%)	4.131 (42,2%)	3.572 (43,8%)

[1] Prozentangabe bezogen auf alle Embryotransfers bei „Idealpatientinnen"

behafteten Mehrlingsschwangerschaft verbunden. Beim Qualitätsindikator, der diesen Anteil an Transfers misst (QI 10), ist in den letzten Jahren der positive Trend einer abnehmenden Rate zu verzeichnen (➤ Tab. 2.4).

Die Mehrlingsrate wird gesondert in QI 11 adressiert (➤ Tab. 2.5).

Die Mehrlingsrate je Zentren zeigt ➤ Abb. 2.3. Jeder Balken in dieser die Benchmark-Grafik repräsentiert ein Zentrum.

2.3 Zusammenfassung und Ausblick

Mit den QS-ReproMed-Auswertungen steht den Ärztekammern und den Zentren jährlich eine Übersicht über die Qualität der reproduktionsmedizinischen Behandlung in Form eines pseudonymisierten Zentrenvergleichs zur Verfügung. Adressat der Auswertungen ist also primär das Fachpublikum aus Reproduktionsmedizin und Qualitätssicherung, nicht aber Patientinnen und Patienten. Patientinnen und Patienten können allerdings unter https://www.qsrepromed.de einsehen, welche Behandlungsdaten pseudonymisiert im Rahmen des Verfahrens erhoben werden.

Die Auswertungssystematik der AG QS ReproMed wird kontinuierlich durch Fachexperten und Ärztekammern validiert, optimiert und an neue Anforderungen angepasst. In den nächsten Auswertungen werden neue Behandlungsmethoden gesondert berücksichtigt, so z. B. aktuell die „Freeze all"-Methode, d. h. das Einfrieren von Eizellen für einen späteren Embryotransfer, oder das „Social Freezing", d. h. das Einfrieren von Eizellen zur Verwendung in einer späteren Lebensphase der Patientinnen.

2.3 Zusammenfassung und Ausblick

Tab. 2.4 Transfers von drei Embryonen (QI 10)

Jahr	2013	2014	2015	2016	2017	2018
Anzahl (Rate)[1]	2.419 (8,5 %)	2.144 (7,2 %)	1.884 (5,8 %)	1.214 (5,1 %)	775 (3,5 %)	563 (2,6 %)

[1] Prozentangabe bezogen auf Behandlungen inklusive Embryonentransfer bei Patientinnen unter 38 Jahren

Tab. 2.5 Mehrlingsgeburten (QI 11)

Jahr	2013	2014	2015	2016	2017	2018
Einlinge	7.422	10.383	9.833	8.109	7.878	6.464
Zwillinge	2.072	2.693	2.446	2.105	1.944	1.495
Drillinge	70	78	69	49	63	37
Vierlinge	1	3	1	0	1	0
Mehrlingsrate[1]	21,0 %	21,2 %	20,3 %	21,0 %	20,3 %	19,4 %

[1] bezogen auf alle Geburten

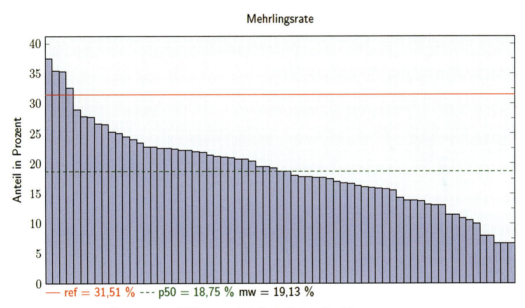

Abb. 2.3 QI 11 Mehrlingsrate [W1132]
ref = Referenzbereich (95 %-Perzentile); p50 = Median; mw = Mittelwert; Prozentangabe bezogen auf alle Behandlungszyklen mit Geburt

Nicht zuletzt angesichts eines in der Reproduktionsmedizin immer älter werdenden Patientinnenklientels ist eine angemessenere Form der Altersadjustierung der Ergebnisindikatoren notwendig geworden. Schwangerschafts- und Geburtsraten werden daher zukünftig grundsätzlich auch altersadjustiert angegeben, um die Vergleiche der Zentrumsergebnisse möglichst korrekt zu gestalten.

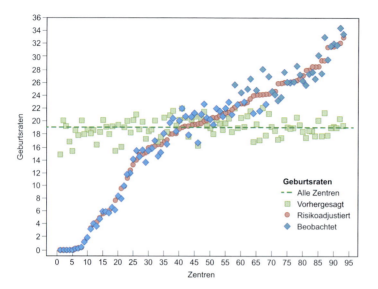

Abb. 2.4 Geburtsraten nach ICSI für 2016, mit Altersadjustierung [W1132]

Die ➤ Abb. 2.4 zeigt ein Beispiel anhand der Geburtsrate nach ICSI-Behandlung, wobei jede Spalte ein Zentrum (anonym) darstellt. Die grünen Kästchen zeigen die gemäß dem Alter der Patientinnen im Zentrum erwarteten Werte, die blauen Rauten die gefundenen und die roten Punkte die „fairen", also gemäß Erwartung adjustierten Geburtsraten.

KAPITEL 3

Roxana Popovici und Michael von Wolff

IVF-Naturelle – Ist weniger mehr?

3.1	**Einführung**	16
3.2	**Wirksamkeit und Erfolgsergebnisse der unterschiedlichen Therapieformen**	16
3.3	**Indikationsstellung für eine primäre IVF-Therapie im natürlichen Zyklus**	18
3.4	**Gesundheit der Kinder nach IVF**	20
3.4.1	Behandlungskosten und Kostenerstattung in Deutschland	21
3.4.2	Vergleich der IVF-Therapieformen in der aktuellen medizinischen Diskussion	22

3.1 Einführung

Die erste erfolgreiche In-vitro-Fertilisation (IVF) erfolgte 1989. Dazu wurde Lesley Brown eine Eizelle entnommen, d.h., es wurde eine IVF im natürlichen Zyklus durchgeführt. Im Laufe der nächsten Jahre hat sich dann mehr und mehr die Kontrolle der ovariellen Funktion durch eine hochdosierte Hormonstimulation durchgesetzt – das Verfahren, das heute als die klassische In-vitro-Fertilisation (klassische IVF) bezeichnet wird (mit intrazytoplasmatischer Spermieninjektion, ICSI: klassische ICSI).

In den letzten Jahren wird zum Teil wieder versucht, auf diese intensive Hormonstimulation zu verzichten und die Eizellen in natürlichen Zyklen (Natural Cycle IVF, **NC-IVF**), modifizierten natürlichen IVF-Zyklen mit z. B. einer gering dosierten Clomifencitrat-Stimulation (modifizierte NC-IVF) oder über eine sehr gering dosierte Gonadotropin-Stimulation (Minimal-Stimulation-IVF) zu gewinnen. Die IVF mit minimaler Stimulation ist eine Modifikation der In-vitro-Fertilisation im natürlichen Zyklus. Es wird versucht, die Vorteile der NC-IVF und der klassischen IVF zu kombinieren. Häufig können durch die leichte Hormonstimulation mehrere Oozyten gewonnen werden, sodass die Erfolgschance höher als bei der NC-IVF ist. Die NC-IVF und Minimal-Stimulation-IVF können monatlich durchgeführt werden und zur Follikelpunktion ist keine Narkose notwendig.

> Die Zentren, die diese Techniken anbieten, bezeichnen als IVF-Naturelle® die sogenannte NC-IVF und die Minimal-Stimulation. Sie sind im Kompetenznetz www.IVF-Naturelle.com organisiert.

Eine allgemein akzeptierte, einheitliche Definition der minimalen Stimulation liegt bisher nicht vor.

Die Erfolgschance pro Therapiedauer ist bei der NC-IVF und der **klassischen** IVF ähnlich, da bei der IVF im natürlichen Zyklus die Schwangerschaftsrate pro Zyklus im Vergleich zu klassischen IVF-Therapien zwar geringer ist, die Behandlung aber problemlos monatlich durchgeführt werden kann.

3.2 Wirksamkeit und Erfolgsergebnisse der unterschiedlichen Therapieformen

Die Erfolgsraten der verschiedenen Therapieformen sind nicht einfach zu vergleichen, da es sich um grundsätzlich verschiedene Therapien handelt, die im Regelfall bei unterschiedlichen Patientengruppen und Voraussetzungen eingesetzt werden. Auch ist zu berücksichtigen, dass die Erfolgsrate pro Zyklus zum Vergleich der Therapieformen nicht geeignet ist, da bei den verschiedenen Therapieformen Behandlungszyklen unterschiedlich häufig pro Zeiteinheit durchgeführt werden können.

So nimmt beispielsweise ein Zyklus einer klassischen IVF 2–3 Monate in Anspruch, zum einen wegen des meist praktizierten Pillen-Timings und zum anderen wegen des anschließend meist erforderlichen Regenerationszyklus. Während dieses Zeitraums können aber 3 NC-IVF-Zyklen durchgeführt werden (➤ Abb. 3.1). Zur Berechnung der Erfolgsrate ist es daher sinnvoller, den Erfolg pro Zeiteinheit und nicht pro initiiertem Zyklus als Basis zu verwenden.

Ein anderer Parameter ist die Implantationsrate pro gewonnene Oozyte. In einigen Studien wurde gezeigt, dass diese bei der klassischen IVF kleiner ist als bei der NC-IVF. Mögliche diskutierte Ursachen sind ein dysreguliertes Endometrium aufgrund supraphysiologischer Östradiolkonzentrationen (Horcajadas et al. 2008) und ein verändertes endokrines Milieu aufgrund reduzierter LH-Konzentrationen (von Wolff et al. 2014).

Für die NC-IVF werden Schwangerschaftsraten pro initiiertem Zyklus zwischen 10 und 15 % angegeben. Diese Werte basieren auf Registerdaten (Gordon et al. 2013) und Daten von Zentren, welche die NC-IVF auch bei jüngeren Frauen mit einer normalen Ovarialreserve als primäre IVF-Therapie anbieten (Gordon et al. 2013; von Wolff et al. 2014), und stimmen mit den Ergebnissen von den spezialisierten Zentren des „Kompetenznetz IVF-Naturelle®" überein (➤ Tab. 3.1).

Die Erfolgsrate der klassischen IVF hängt sehr stark von der Anzahl gewonnener Oozyten ab. Daher ist eine klassische IVF im Vergleich zu einer NC-IVF bei Frauen im Alter von circa 40 Jahren mit einer hohen Ovarialreserve wegen der altersbedingten Abnahme der Erfolgschancen wahrscheinlich Erfolg versprechender (➤ Tab. 3.3). Dagegen ist die Erfolgsrate bei

3.2 Wirksamkeit und Erfolgsergebnisse der unterschiedlichen Therapieformen

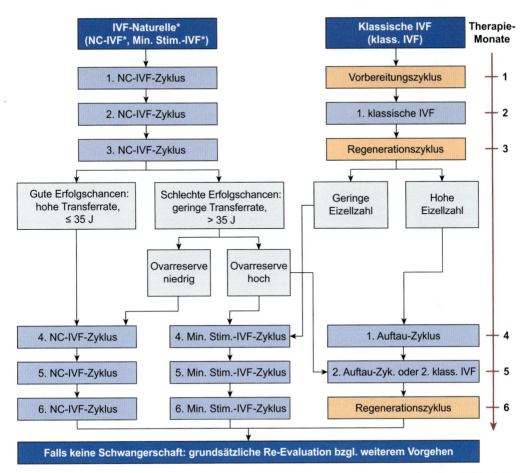

Abb. 3.1 Individualisierte Therapieoptionen bei einer Indikation für eine In-vitro-Fertilisation. Drei Zyklen einer NC-IVF oder einer Minimal-Stimulation-IVF sind in etwa so effektiv wie ein Zyklus einer klassischen IVF. (nach von Wolff und Magaton 2020) [F1051-001/ L143]

Frauen, die nur wenige Follikel bilden (Low Responder), bei der NC-IVF höher als bei einer klassischen IVF (Lainas et al. 2015).

Aus den dargestellten Daten ergibt sich, dass für einen Dreimonatszeitraum die Erfolgsraten der unterschiedlichen Methoden sehr ähnlich sind. Mit berücksichtigt wird dabei, dass bei den verschiedenen Methoden jeweils eine unterschiedliche Anzahl von Oozyten gewonnen werden kann. Zum anderen ist wichtig, dass in diesem Dreimonatszeitraum circa 3 NC-IVF-, modifizierte NC-IVF- oder Minimal-Stimulation-IVF-Zyklen durchgeführt werden können, während nur ein klassischer IVF-Zyklus praktikabel ist.

In mehreren Studien wurde abgeschätzt, wie viele NC-IVF-Zyklen notwendig sind, um eine ähnliche Erfolgsrate zu erzielen wie bei einer klassischen IVF. Gemäß Sunkara et al. (2016) entsprechen sich bei 2,9–3,5 NC-IVF-Zyklen die Erfolgsraten. Hämmerli et al. (2018) gehen von 2–3 NC-IVF-Zyklen aus.

Auch wenn die Erfolgsrate einer NC-IVF pro initiiertem Zyklus deutlich geringer ist als bei einer klassischen IVF, so sind die Erfolgsraten pro Zeiteinheit bei den unterschiedlichen Therapieformen weitestgehend vergleichbar. Ursache dafür ist, dass während eines klassischen IVF-Zyklus im gleichen Zeitraum bei einer konsequenten monatlichen

Tab. 3.1 Vergleich NC-IVF mit modifizierter NC-IVF; Daten des Kompetenznetzes IVF-Naturelle®, 2018 (modifiziert nach von Wolff et al. 2020)

Therapieprotokolle	Anzahl Zyklen	Anzahl Transfers	Anzahl klinischer Schwangerschaften	Klinische Schwangerschaftsrate pro Transfer	Klinische Schwangerschaftsrate pro Zyklus	Erfolgsscore*
NC-IVF ohne Modifikationen (nur mit HCG zur Induktion der Ovulation)**	1453	680	131	19,3 %	9,0 %	24,6 %
NC-IVF mit Modifikationen (Modifikationen: Clomifencitrat oder Letrozol zur Vermeidung einer vorzeitigen Ovulation)***	471	471	66	25,9 %	14,1 %	36,6 %

* Der Erfolgsscore wird definiert als Schwangerschaftswahrscheinlichkeit pro Dreimonatszeitraum: für die NC-IVF, modifizierte NC-IVF und Minimal-Stimulation-IVF werden 3 Zyklen für diesen Zeitraum angenommen, für die klassische IVF ein Zyklus.
** Ohne Modifikation: ein ganz natürlicher Zyklus mit Ovulationsinduktion durch HCG und Lutealphasensubstitution mit 200 mg mikronisiertem Progesteron
*** Mit Modifikation: Einnahme von 25 mg Clomifencitrat oder Letrozol bis zum Tag der HCG-Gabe und Lutealphasensubstitution mit 400 mg Progesteron

NC- oder Minimal-Stimulation-IVF-Behandlung circa 2–3 dieser Zyklen durchgeführt werden können. ➤ Tab. 3.3 zeigt die Ergebnisse eines großen Zentrums aufgeschlüsselt nach Altersgruppen pro gewonnene Eizelle im natürlichen Zyklus.

Um die Erfolgsraten der verschiedenen Methoden zumindest ansatzweise besser vergleichen zu können, wurde ein Erfolgsscore gebildet. Dieser berechnet die Wahrscheinlichkeit einer Schwangerschaft für einen Dreimonatszeitraum für NC-IVF-Zyklen, modifizierte NC-IVF-Zyklen und Minimal-Stimulation-IVF unter der Annahme, dass in diesem Zeitraum 3 IVF Zyklen durchgeführt werden. Für die klassische IVF wird für diesen Zeitraum nur ein IVF Zyklus angenommen.

Die unterschiedlichen Therapieformen stehen für die Mehrzahl der Fälle nicht in Konkurrenz zueinander, sondern ergänzen sich in der Behandlung der Kinderlosigkeit. Häufig stellt sich die Frage, mit welcher Therapie begonnen wird, und nicht so sehr die Frage, welche Therapie bis zur Schwangerschaft gewählt wird. So kann im Verlauf der Therapie auf einen anderen Therapiepfad umgeschwenkt werden, um die Erfolgsaussichten zu optimieren (➤ Abb. 3.1). Die verschiedenen IVF-Therapien folgen nicht streng getrennten Therapiepfaden. Die Therapiepfade können sich während einer Behandlung kreuzen (siehe blaues Oval in ➤ Abb. 3.1). Diese Vorgehensweise wird sowohl durch die Daten in ➤ Tab. 3.2 wie auch durch die Daten der ➤ Tab. 3.3 unterstrichen. Zwar ist die Wahrscheinlichkeit, pro klassischem IVF-/ICSI-Zyklus eine klinische Schwangerschaft zu erzielen, deutlich höher, aber nach 3 NC-IVF-Zyklen gleicht sich der Erfolgsscore an. Bei Minimal-Stimulation-IVF-Zyklen ist der Erfolgsscore nach 3 Zyklen sogar höher als nach einem klassischen IVF Zyklus im gleichen Zentrum (➤ Tab. 3.2). Bei unter 40-jährigen Frauen erreicht man nach 3 reinen NC-IVF/ICSI Zyklen einen ähnlichen errechneten Erfolgsscore wie die altersabhängige Schwangerschaftsrate pro Embryotransfer des Deutschen IVF Registers (D·I·R) nach klassischen IVF-/ICSI-Zyklen aus dem Jahr 2018 (➤ Tab. 3.3).

3.3 Indikationsstellung für eine primäre IVF-Therapie im natürlichen Zyklus

In die Gruppe der Patienten für eine primäre NC-IVF ordnen sich Patientinnen bzw. Paare mit folgenden Kriterien ein:

3.3 Indikationsstellung für eine primäre IVF-Therapie im natürlichen Zyklus

Tab. 3.2 Vergleich der NC-IVF mit modifizierter NC-IVF, Minimal-Stimulation-IVF und klassischer IVF. Klassische IVF: Zyklen vor Einführung der Blastozystenkultur in der Schweiz, um einen Effektivitätsvergleich zu ermöglichen. Daten der Abt. Gynäkologische Endokrinologie & Reproduktionsmedizin, Universitätsfrauenklinik, Bern, Schweiz 2019 (mod. nach von Wolff und Magaton 2020)

Therapie-protokolle	Anzahl Zyklen	Alter Frauen, ⌀ (Range)	Eizell-gewinnungs-rate pro Zyklus	Zygoten pro Zyklus	Zygoten pro Zyklus in Abhängigkeit von AMH-Konz.	Trans-ferrate/ Zyklus	Transferierte Embryonen/ Zyklus	Implantationsrate pro Tag-2-Embryo	Schwangerschaftsrate pro Transfer	Schwangerschaftsrate pro Zyklus	Mehrlingsrate pro Zyklus	Erfolgs-score***
NC-IVF/ ICSI**	330	36,5 (23–44)	60,6%	0,4	< 1 ng/ml: 0,4 ≥ 1 ng/ml: 0,5	41,5%	1,0	17,2%	17,5%	7,2%	0,0%	20,1
Modifizierte NC-IVF (plus 25 mg Clomifencitrat/ Tag)**	63	34,7 (23–44)	75,0%	0,7	< 1 ng/ml: 0,4 ≥ 1 ng/ml: 0,8	44,4%	1,3	19,4%	25,0%	11,1%	0,0%	29,7
Minimal-Stimulation-IVF (plus 75 U Gonadotropine/ Tag)**	48	36,8 (28–44)	81,4%	0,9	< 1 ng/ml: 0,3 ≥ 1 ng/ml: 1,2	56,2%	1,2	24,2%	29,6%	16,6%	2,0%	42,0
Klassische IVF (normale Gonadotropindosis)*	78	34,6 (25–45)	100%	4,1	< 1 ng/ml: 4,6 ≥ 1 ng/ml: 4,1	76,9%	1,9	17,8%	36,1%	23,9%	5,1%	

* Zyklen des Jahres 01–08 2017 (vor Einführung der Embryoselektion)
** Zyklen des Jahres 2019. Die Erfolgsdaten entsprechen weitgehend den Daten des Deutschen IVF-Registers des Jahres 2018, sodass diese als repräsentativ für die Situation in Deutschland angesehen werden können.
*** Der Erfolgsscore wird definiert als Schwangerschaftswahrscheinlichkeit pro Dreimonatszeitraum: für NC-Zyklen, modifizierte NC und Minimal-Stimulation-IVF werden 3 Zyklen für diesen Zeitraum angenommen, für die klassische IVF ein Zyklus.

Tab. 3.3 Klinische Schwangerschaftsraten bei NC-IVF-/ICSI-Zyklen ohne Modifikation in Abhängigkeit vom Alter der Frau und der Fertilisationstechnik (Daten: kinderwunsch im zentrum, kiz), München, Datensatz aller NC-Zyklen des Jahres 2019)

Altersgruppe	Anzahl Zyklen	Anzahl Embryotransfers	Anzahl Schwangerschaften	Schwangerschaftsrate/Transfer	Schwangerschaftsrate/Zyklus bzw. pro Eizelle	Erfolgsscore*
Gesamt	1196	790	138	17,50 %	11,5 %	30,7 %
≤ 29 Jahre	17	11	3	27,30 %	17,6 %	44,1 %
30 bis 34 Jahre	189	128	37	28,90 %	19,6 %	48,0 %
35 bis 39 Jahre	429	285	64	22,50 %	14,9 %	38,4 %
≥ 40 Jahre	561	366	34	9,30 %	6,1 %	17,2 %
ICSI						
Gesamt	826	579	106	18,30 %	12,8 %	
≤ 29 Jahre	13	9	2	22,20 %	15,4 %	
30 bis 34 Jahre	95	68	21	30,90 %	22,1 %	
35 bis 39 Jahre	293	211	53	25,10 %	18,1 %	
≥ 40 Jahre	425	291	30	10,30 %	7,1 %	
IVF						
Gesamt	370	211	32	15,20 %	8,6 %	
≤ 29 Jahre	4	2	1	50,00 %	25,0 %	
30 bis 34 Jahre	94	60	16	26,70 %	17,0 %	
35 bis 39 Jahre	136	74	11	14,90 %	8,1 %	
≥ 40 Jahre	136	75	4	5,30 %	2,9 %	

* Der Erfolgsscore wird definiert als Schwangerschaftswahrscheinlichkeit pro **Dreimonatszeitraum**: für NC-Zyklen werden 3 Zyklen für diesen Zeitraum angenommen, für die klassische IVF ein Zyklus.

- Jüngere Frauen bis circa 35 Jahre
- Kurze Dauer der Sterilität
- Frauen zwischen circa 35 und 42 Jahre, wenn folgende Besonderheiten vorliegen:
  - Mechanische Ursachen für die Sterilität, wie z. B. eine Tubenpathologie
  - Schlechte Spermienqualität des Mannes
  - Hochgradige Endometriose, die häufig mit einer defizitären Tubenfunktion einhergeht
  - Niedrige ovarielle Reserve mit Anti-Müller-Hormon (AMH) mit Werten von circa 0,1 bis 0,9 ng/ml
- Wunsch des Paares, auf eine klassische IVF zu verzichten
- Unüberwindbare ethische Bedenken des Paares wegen Kryokonservierung von überzähligen Zygoten/Embryonen
- Hohe Kostensensitivität oder fehlende Kostenübernahme durch Kostenträger

3.4 Gesundheit der Kinder nach IVF

Eine Schwangerschaft nach IVF-Behandlung birgt im Allgemeinen ein höheres Risiko einer Fehlbildung als eine spontane Schwangerschaft (von Wolff und Haaf 2020). Entsprechend den Daten von von Wolff et al. (2020) beträgt das relative Risiko (RR) für angeborene Fehlbildungen bei Kindern nach einer IVF 1,33 (95 % KI, 1,24–1,43). Im Vergleich zu Spontanschwangerschaften liegt also das Risiko für eine Fehlbildung bei IVF-Kindern relativ um 33 % und absolut um gut 1 % höher. Ursachen dafür können zum einen Faktoren sein, welche die Unfruchtbarkeit an sich verursachen, oder auch Besonderheiten der IVF-Therapie selbst. Dazu zählen die hohen Gonadotropindosen zur Induktion des Follikelwachstums, die Embryokultivierung und die Kryokonservierung. Für die NC-IVF

3.4 Gesundheit der Kinder nach IVF

treffen diese Faktoren nur teilweise zu, zudem kommt es fast nie zu Mehrlingsschwangerschaften.

Die hohen Gonadotropindosen zur Induktion des Follikelwachstums führen zu überhöhten Östrogenkonzentrationen, die eine Dysfunktion des Endometriums und der Plazenta als Folge haben können. Tierexperimentell wurden negative Effekte gezeigt, wie z. B. eine defizitäre Invasion der Spiralarterien in die Plazenta oder auch ödematöse Veränderungen des Endometriums, was zu einer Störung der Trophoblast-Invasion und Plazentation führen kann (Mainigi et al. 2014). Es wird diskutiert, ob diese Pathomechanismen für erhöhte Risiken für ein niedriges kindliches Geburtsgewicht (Low Birth Weight, < 2.500 g; RR 1,95, 95 % KI: 1,03–3,67; Kamath et al. 2018) oder auch für ein kindliches Untergewicht (Small Gestational Age, Gewicht < 10. Perzentile; Kohl Schwarzt et al. 2019) verantwortlich sein könnten.

Bei der Embryolangzeitkultur werden Bedenken diskutiert, ob dies zu epigenetischen Modifikationen führen kann, da die Embryokultur in der sensiblen Phase der Etablierung und Entfernung genomischer Imprints erfolgt (von Wolff und Haaf 2020). Mögliche Folgen könnten z. B. ein bei IVF-Kindern gelegentlich erhöhter Blutdruck sein (Meister et al. 2018). Weitere Studien zum Einfluss von IVF-Besonderheiten auf Störungen des Imprintings wären sinnvoll.

Definition

Imprinting ist ein epigenetisches Phänomen, das auf der Methylierung von DNA und der Modifikation von Histonen beruht. Es führt dazu, dass bei der Expression von bestimmten Genen das Allel eines Elternteils durch eine spezifische Methylierung inaktiviert wird („Gen-Silencing").

Imprintete Regionen sind also „spezifisch methylierte Regionen". Dieses Imprinting wird mit vererbt und setzt so die Mendel-Regeln außer Kraft. Die codierende DNA-Sequenz beider Allele bleibt jedoch unverändert.

Für die Kryokonservierung von Embryonen wurde gezeigt, dass im Vergleich zu einem Frischtransfer bei einer stimulierten IVF bestimmte Risiken erhöht sind. Dies betrifft z. B. die Risiken einer schwangerschaftsinduzierten Hypertonie (RR 1,29; 95 % KI: 1,07–1,56), von kindlichem Übergewicht (Large Gestational Age; RR 1,54; 95 % KI: 1,48–1,61) und eines hohen Geburtsgewichts (RR 1,85; 95 % KI: 1,46–2,33; von Wolff und Haaf 2020).

Es könnte also sinnvoll sein, die Therapien entsprechend zu modifizieren, um Risiken zu reduzieren. Alle Besonderheiten einer NC-IVF gehören dazu, wie z. B. der Verzicht auf eine Gonadotropinstimulation zur Induktion des Follikelwachstums, eine Verkürzung der Embryokultur wie auch der Verzicht auf Kryokonservierung (siehe auch Wolff und Haaf 2020). Solche Maßnahmen sind nicht immer möglich. Zudem ist nicht gezeigt, dass sie zu einem verbesserten Outcome führen, oder auch, dass nach einer NC-IVF geborene Kinder gesünder wären als Kinder nach einer klassischen IVF.

3.4.1 Behandlungskosten und Kostenerstattung in Deutschland

Die Behandlungskosten eines NC-IVF-Zyklus sind deutlich geringer als die eines klassischen IVF-Zyklus, da die Behandlung wesentlich weniger aufwendig ist. Es ist keine Narkose für die Oozytengewinnung notwendig, der Aufwand im IVF-Labor ist geringer und es muss keine Gonadotropin-Stimulation durchgeführt werden. Für ein Paar, das die Kosten der Behandlung selbst trägt und für das eine NC-IVF indiziert ist, ist dies die kostengünstigere Behandlungsform.

Die Erstattung der Behandlung ist in Deutschland nicht ganz einheitlich. Von den Krankenkassen werden meist 3 IVF-Zyklen zu 50 % erstattet, private Krankenversicherungen übernehmen häufig die Behandlung vollständig. Allerdings wird nicht unterschieden, ob es sich um eine kostenintensive klassische IVF-Therapie handelt oder eine kostengünstigere NC-IVF. Damit decken sich optimale medizinische Indikation und Höhe der Kostenerstattung nicht immer. Es wäre wichtig, die Erstattungsregularien der Krankenversicherungen und Krankenkassen auf Basis der aktuellen medizinischen Entwicklungen zu überarbeiten. Dies könnte z. B. bedeuten, dass eine pauschale Erstattung der Therapiekosten angestrebt wird anstelle einer Abrechnung nach Therapiezyklen. Dies würde die NC-IVF in dieser Hinsicht nicht benachteiligen.

3.4.2 Vergleich der IVF-Therapieformen in der aktuellen medizinischen Diskussion

NC-IVF- und Minimal-Stimulation-IVF-Therapien werden zum Teil noch sehr kontrovers diskutiert. Dies mag an mehreren Faktoren liegen. Bei der Beurteilung des Outcomes wird häufig zu wenig berücksichtigt, dass – angewendet bei den geeigneten Paaren – die Ergebnisse der verschiedenen Therapieformen sehr vergleichbar sind, wenn es darum geht, wie schnell Paare schwanger werden, und man nicht nur den Parameter „Erfolgsrate pro Zyklus und Transfer" betrachtet (siehe auch oben). Der Begriff NC impliziert, dass die Methode gänzlich natürlich wäre. Hier ist jedoch zu berücksichtigen, dass zwar die Follikelrekrutierung und -selektion sowie die Lutealphase tatsächlich „natürlich" sind, die Fertilisierung der Eizelle jedoch genauso medizinisch unterstützt wird wie bei der klassischen IVF.

Wir sehen die unterschiedlichen Behandlungsformen als sich ergänzende Therapien zur Behandlung der Kinderlosigkeit. Bei geeigneten Patienten erzielen NC-IVF-Therapien die meist gleichen Erfolgsraten pro Zeiteinheit und sind dabei weniger invasiv, schonender für den mütterlichen Organismus und natürlicher bei der Auswahl der Oozyten. Wir glauben also, dass für geeignete Paare ein „weniger" häufig ein „mehr" ist.

LITERATUR

Aanesen A, Nygren KG, Nylund L. Modified natural cycle IVF and mild IVF: a 10 year Swedish experience. Reprod Biomed Online 2010; 20: 156–162.

Gordon JD, DiMattina M, Reh A et al. Utilization and success rates of unstimulated in vitro fertilization in the United States: an analysis of the Society for Assisted Reproductive Technology database. Fertil Steril 2013; 100: 392–395.

Haemmerli Keller K, Alder G, Faeh M et al. Three natural cycle IVF treatment imposes less psychological stress than one conventional IVF treatment cycle. Acta Obstet Gynecol Scand 2018; 97: 269–276.

Horcajadas JA, Mínguez P, Dopazo J et al. Controlled ovarian stimulation induces a functional genomic delay of the endometrium with potential clinical implications. J Clin Endocrinol Metab 2008; 93: 4500–4510.

Kamath MS, Kirubakaran R, Mascarenhas M et al. Perinatal outcomes after stimulated versus natural cycle IVF: a systematic review and meta-analysis. Reprod Biomed Online 2018; 36: 94–101.

Kohl Schwartz A, Mitter V, Amylidi-Mohr S et al. The greater incidence of small for gestational age newborns after gonadotropin-stimulated in vitro fertilization with a supraphysiological estradiol level on ovulation trigger day. Acta Obstet Gynecol Scand 2019; 98: 1575–1584.

Lainas TG, Sfontouris IA, Venetis CA et al. Live birth rates after modified natural cycle compared with high-dose FSH stimulation using GnRH antagonists in poor responders. Hum Reprod 2015; 30: 2321–2330.

Mainigi MA, Olalere D, Burd I et al. Peri-implantation hormonal milieu: elucidating mechanisms of abnormal placentation and fetal growth. Biol Reprod 2014; 90: 26.

Meister TA, Rimoldi SF, Soria R et al. Association of Assisted Reproductive Technologies With Arterial Hypertension During Adolescence. J Am Coll Cardiol 2018; 72: 1267–1274.

Sunkara SK, LaMarca A, Polyzos NP et al. Live birth and perinatal outcomes following stimulated and unstimulated IVF: analysis of over two decades of a nationwide data. Hum Reprod 2016; 31: 2261–2267.

von Wolff M, Bohlen U, Eisenhardt S et al. IVF im natürlichen Zyklus – Rückschritt oder Fortschritt? Frauenarzt 2020; 61: 22–26.

von Wolff M, Haaf T. In vitro fertilization and child health. Dtsch Arztebl Int 2020; 117: 23–30.

von Wolff M, Kollmann Z, Flück CE et al. Gonadotrophin stimulation for in vitro fertilization significantly alters the hormone milieu in follicular fluid: a comparative study between natural cycle IVF and conventional IVF. Hum Reprod 2014; 29: 1049–1057.

von Wolff M, Magaton I. Klassische IVF vs. Natural-Cycle und Minimal-Stimulations-IVF. Unterschiede, Indikationen und Vorgehen in der Praxis. Der Gynäkologe 2020; 53: 588–596.

von Wolff M, Nitzschke M, Stute P et al. Low-dosage clomiphene reduces premature ovulation rates and increases transfer rates in natural-cycle IVF. Reprod Biomed Online 2014; 29: 209–215.

KAPITEL 4

Jan-Steffen Krüssel

Gibt es regionale/landesweite Unterschiede in Deutschland?

4.1　Gibt es Verteilungsunterschiede der IVF-Zentren in den Bundesländern? . . . .　24

4.2　Hat die öffentliche Zusatzförderung der Kinderwunschbehandlung einen Einfluss auf die Inanspruchnahme? . . . .　25

4.3　Sind regionale Unterschiede der Geburten- und Mehrlingsraten für die Ergebnisqualität der Zentren verwertbar? . . . .　27

4 Gibt es regionale/landesweite Unterschiede in Deutschland?

Die Frage, inwieweit es regionale oder landesweite Unterschiede in den verschiedenen Bereichen der Reproduktionsmedizin in Deutschland gibt, lässt sich eindeutig mit „ja" beantworten. Dies betrifft multiple Ebenen und führt unter Umständen für die betroffenen Paare oder Patientinnen zu eklatanten Unterschieden bei den Zugangsmöglichkeiten:
- Zu bestimmten Behandlungsformen (z. B. Präimplantationsdiagnostik, ➤ Kap. 5, ➤ Kap. 8)
- Aufgrund des familiären Status (alleinstehend, verpartnert, verheiratet, ➤ Kap. 5)
- Aufgrund der finanziellen Belastung der Paare (➤ Kap. 4.2)

Bedingt sind diese Unterschiede häufig durch die föderale Struktur der Bundesrepublik mit den 16 Bundesländern und teilweise bestehenden Landesgesetzen für spezielle Bereiche der Reproduktionsmedizin. Weiterhin existieren auf der Ebene des ärztlichen Berufsrechts durch die Trennung des Bundeslandes Nordrhein-Westfalen in zwei separate Kammerbereiche (Westfalen-Lippe mit Sitz in Münster und Nordrhein mit Sitz in Düsseldorf) sogar 17 eigenständige Landesärztekammern, die teilweise für ihre Zuständigkeitsbereiche eigene Bestimmungen für die Reproduktionsmedizin erlassen.

4.1 Gibt es Verteilungsunterschiede der IVF-Zentren in den Bundesländern?

Rein deskriptiv finden sich innerhalb Deutschlands bereits regionale Unterschiede im Hinblick auf die Zentrumsdichte bezogen auf die Einwohnerzahl der Bundesländer (➤ Tab. 4.1). Den circa 83 Millionen Einwohnern Deutschlands stehen 139 Mitgliedszentren des Deutschen IVF-Registers (D·I·R) für die Behandlung zur Verfügung; somit versorgt ein Mitgliedzentrum im Bundesdurchschnitt circa 600.000 Einwohner. Zwischen den westlichen und östlichen Bundesländern sind hierbei deutliche Unterschiede erkennbar: Während die IVF-Zentren in den

Tab. 4.1 Einwohner pro Mitgliedszentrum des Deutschen IVF-Registers (D·I·R-MGZ) innerhalb der Bundesländer

Land	Bevölkerung[1] in 1.000	D·I·R-MGZ[2]	Einw./D·I·R-MGZ in 1.000
Baden-Württemberg	11.100,4	21	528,6
Bayern	13.124,7	22	596,6
Berlin	3.669,5	12	305,8
Brandenburg	2.521,9	1	2.521,9
Bremen	681,2	2	340,6
Hamburg	1.847,3	8	230,9
Hessen	6.288,1	10	628,8
Mecklenburg-Vorpommern	1.608,1	1	1.608,1
Niedersachsen	7.993,6	10	799,4
Nordrhein-Westfalen	17.947,2	29	618,9
Rheinland-Pfalz	4.093,9	5	818,8
Saarland	986,9	2	493,5
Sachsen	4.072,0	6	678,7
Sachsen-Anhalt	2.194,8	3	731,6
Schleswig-Holstein	2.903,8	5	580,8
Thüringen	2.133,4	2	1.066,7
Deutschland	**83.116,7**	**139**	**598,3**

Stand 31.12.2019
[1] entnommen aus Destatis 2020–1
[2] entnommen aus D·I·R-Mitgliederverzeichnis

westlichen Bundesländern entweder ähnlich viele oder weniger Einwohner pro Zentrum versorgen, als dies dem Bundesdurchschnitt entspricht, ist diese Versorgungsquote in den östlichen Bundesländern (Ausnahme: Berlin) im Vergleich zum Bundesdurchschnitt deutlich ungünstiger. Das aus Patientensicht günstigste Verhältnis findet sich in Hamburg (230.900 Einwohner pro IVF-Zentrum), wohingegen in Brandenburg nur ein einziges IVF-Zentrum für die 2.521.900 Einwohner des Landes zur Verfügung steht.

Allerdings wird diese Betrachtung sicherlich dadurch verfälscht, dass auch Landesgrenzen übergreifende Kinderwunschbehandlungen durchgeführt werden: Der Wohnsitz der Betroffenen mag in Bundesland A liegen, die Behandlung findet aber in Bundesland B statt, z. B. aufgrund der dort verorteten Berufstätigkeit. Dies spielt vermutlich in der Nähe von Stadtstaaten mit großem Einzugsbereich, wie Berlin oder Hamburg, eine Rolle. Im Falle von Berlin und Brandenburg ließe sich damit das eklatante Ungleichgewicht (Berlin: 305.800 Einwohner pro D·I·R-MGZ; Brandenburg: 2.521.900 Einwohner pro D·I·R-MGZ) zumindest teilweise erklären.

Ein weiterer Faktor, der diese Betrachtung verfälscht resultiert aus der Tatsache, dass nicht alle IVF-Zentren Mitglied des D·I·R sind: Zusätzlich zu den 139 D I·R-Mitgliedszentren existieren nach jetzigem Kenntnisstand (30.07.2020) noch weitere 7 Zentren, von denen 6 in den westlichen und eines in den östlichen Bundesländern (Thüringen) verortet sind. Damit ändern auch diese zusätzlichen 7 Zentren nichts an der Gesamtaussage:

> Bezogen auf die Einwohnerzahl findet sich in den östlichen Bundesländern (Ausnahme: Berlin) eine auffällig niedrige Anzahl von reproduktionsmedizinischen Zentren. Dies deutet auf regionale Unterschiede für den Zugang zu einer Kinderwunschbehandlung hin.

4.2 Hat die öffentliche Zusatzförderung der Kinderwunschbehandlung einen Einfluss auf die Inanspruchnahme?

Seit Inkrafttreten des Gesetzes zur Modernisierung der gesetzlichen Krankenversicherung (GKV-Modernisierungsgesetz, GMG) am 01.01.2004 ist es durch die Änderung des § 27a des 5. Sozialgesetzbuchs (SGB V) zu einer erheblichen Zunahme der finanziellen Belastung der Paare, die eine Kinderwunschbehandlung in Form einer intrauterinen Insemination (IUI), In-vitro-Fertilisation (IVF) oder intrazytoplasmatischen Spermiuminjektion (ICSI) zulasten einer gesetzlichen Krankenversicherung in Anspruch nehmen müssen, gekommen. Erstmalig wurde eine finanzielle Eigenbeteiligung der Kinderwunschpaare von 50 % der Behandlungskosten eingeführt; diese beträgt z. B. bei einer ICSI circa 1.500 € pro Behandlungszyklus. Weiterhin wurde die Anzahl der Behandlungszyklen bei IVF und ICSI grundsätzlich auf 3 beschränkt; bei darüberhinausgehenden Behandlungszyklen muss das betroffene Paar die gesamten Behandlungskosten selbst bezahlen. Einen Anspruch auf anteilige Kostenübernahme durch die gesetzliche Krankenversicherung haben ausschließlich Paare, die miteinander verheiratet sind; weiterhin muss die Frau zum Zeitpunkt der Behandlung zwischen 25 und 39, der Mann zwischen 25 und 49 Jahre alt sein.

Diese Änderungen im § 27a SGB V haben zu einem deutlichen Rückgang der Inanspruchnahme von Behandlungsmaßnahmen der assistierten Reproduktion in Deutschland geführt: Wurden in 2003 noch 80.434 Behandlungszyklen mit IVF oder ICSI in Deutschland durchgeführt, sank die Zahl nach Inkrafttreten des GMG im Jahr 2004 um über die Hälfte auf 37.633 (D I·R-Jahrbuch 2018). Dies hatte einen unmittelbaren Einfluss auf die Anzahl der nach IVF oder ICSI geborenen Kinder: 2003 lag die Zahl der geborenen Kinder noch bei 18.877, 2004 nur bei 10.500; dies entspricht einem Rückgang um 8.377 Kinder oder 44,4 %. Um diesem Rückgang entgegenzuwirken, haben sich bereits seit 2009 einzelne Bundesländer entschlossen, zunächst aus Landesmitteln, dann seit 2012 gemeinsam mit dem Bund unter bestimmten Bedingungen Paare bei der Kinderwunschbehandlung finanziell zu unterstützen. Seit April 2012 werden vom Bundesministerium für Familie, Senioren, Frauen und Jugend (BMFSFJ) im Rahmen der „Richtlinie über die Gewährung von Zuwendungen zur Förderung von Maßnahmen der assistierten Reproduktion" ergänzende finanzielle Hilfen bei Inanspruchnahme reproduktionsmedizinischer Behandlungen gewährt. Die Zugangsvoraussetzungen ebenso wie die Art der geförderten Behandlung und die Höhe der jeweiligen Förderung sind aber von Bundesland zu Bundesland

4 Gibt es regionale/landesweite Unterschiede in Deutschland?

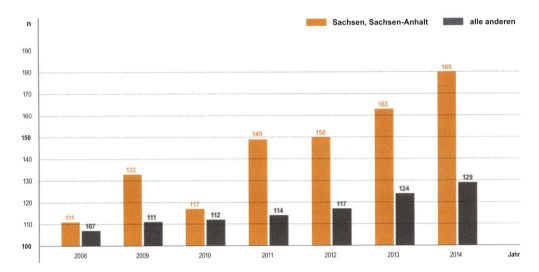

Abb. 4.1 Kumulative Entwicklung der Behandlungen in zusatzgeförderten und nicht zusatzgeförderten Bundesländern, Index 2007 = 100 (D·I·R-Jahrbuch 2014) [F949-002]

unterschiedlich. Auf der Homepage des BMFSFJ (https://www.informationsportal-kinderwunsch.de/kiwu/finanzielle-foerderung/finanzielle-unterstuetzung) können betroffene Paare durch Beantwortung von 11 Fragen in einem „Förder-Check" selbst feststellen, ob sie sich bei Behandlung in Ihrem Bundesland für eine Zusatzförderung qualifizieren und an welche zuständige Stelle der Antrag gegebenenfalls gestellt werden kann. Bundesländer, die sich an der Möglichkeit der Zusatzförderung beteiligen, sind:
- Sachsen (seit 2009)
- Sachsen-Anhalt (seit 2010)
- Niedersachsen, Mecklenburg-Vorpommern, Thüringen (seit 2013)
- Berlin (seit 2016)
- Brandenburg, Hessen (seit 2018)
- Nordrhein-Westfalen (seit 2019)

Um den Einfluss dieser finanziellen Förderung zu untersuchen, hat das D·I·R im Jahr 2015 eine Sonderauswertung zur Entwicklung der IVF- und ICSI-Fallzahlen zwischen 2007 (vor Beginn der Förderung in Sachsen) und 2014 durchgeführt. Hierbei wurden die Behandlungszahlen von 2007 als Ausgangswert mit n = 100 festgesetzt und die jährlichen Behandlungszahlen in den nicht zusatzgeförderten Bundesländern mit denen von Sachsen (Förderung ab 2009) und Sachsen-Anhalt (Förderung ab 2010) verglichen (> Abb. 4.1). Hierbei konnte ein deutlicher Unterschied in der Entwicklung nachgewiesen werden: In den nicht zusatzgeförderten Bundesländern kam es von 2007 bis 2014 zu einem Anstieg der IVF- und ICSI-Behandlungszahlen um 29 %. Durch die Zusatzförderung in Sachsen und Sachsen-Anhalt wurden IVF- und ICSI-Behandlungen dort deutlich häufiger in Anspruch genommen und die Behandlungszahlen stiegen von 2007 bis 2014 um 80 % an. Dies zeigt, dass in den nicht geförderten Bundesländern offensichtlich ein nicht unerheblicher Teil der betroffenen Paare durch die finanzielle Belastung des Eigenanteils von der Behandlung ihrer Erkrankung abgehalten wurden.

> Es bestehen somit für gesetzlich versicherte Paare in Deutschland deutliche regionale Unterschiede für den Zugang zu Leistungen der assistierten Fortpflanzung.

Nachdem 2013 drei weitere Bundesländer die Zusatzförderung aufgenommen hatten (Niedersachsen, Mecklenburg-Vorpommern und Thüringen),

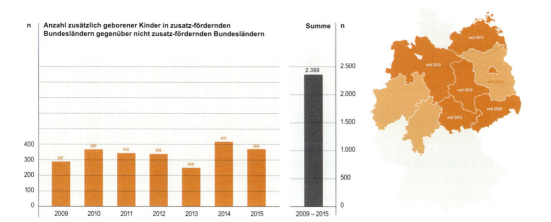

Abb. 4.2 Zusätzlich geborene Kinder nach IVF und ICSI (D·I·R-Jahrbuch 2017 in Zusammenarbeit mit dem BMFSFJ) [F949-003]

hat das D·I·R in einer weiteren Sonderauswertung im Jahrbuch 2016 die Anzahl der nach IVF- und ICSI-Behandlungen geborenen Kinder ermittelt, die abweichend vom Durchschnitt der nach IVF- und ICSI-Behandlungen geborenen Kinder in den nicht geförderten Bundesländern zusätzlich in den geförderten Bundesländern geboren wurden (➤ Abb. 4.2).

In den 7 Jahren des Beobachtungszeitraums (2009 bis 2015) kamen in den 5 fördernden Bundesländern insgesamt 2.360 Kinder nach IVF- und ICSI-Behandlungen über die durchschnittliche Anzahl der nach diesen Behandlungen geborenen Kinder hinaus zur Welt; anders gesagt: Jedes Jahr wurden durch die Zusatzförderung 337 zusätzliche Kinder in den 5 fördernden Bundesländern geboren. Die Paare, die auf diese Weise zu Eltern geworden sind, wären dies vermutlich ohne die Möglichkeit, die ihnen durch die finanzielle Unterstützung der Fördermittel des Bundes und der Länder zuteilwurde, nicht geworden, da sie mit hoher Wahrscheinlichkeit die Behandlung aufgrund finanzieller Hürden nicht hätten durchführen lassen können.

Nachdem seit der letzten Auswertung auch weitere Bundesländer (Berlin, Brandenburg, Hessen, NRW) spezielle Fördermaßnahmen für Kinderwunschpaare beschlossen haben, ist die Zahl der zusätzlich geborenen Kinder sicher noch weiter gestiegen. Neuere Auswertungen dazu liegen dem D·I·R derzeit aber nicht vor.

> Durch eine finanzielle Zusatzförderung lässt sich die Anzahl der geborenen Kinder nach IVF- oder ICSI deutlich steigern.

4.3 Sind regionale Unterschiede der Geburten- und Mehrlingsraten für die Ergebnisqualität der Zentren verwertbar?

Das Deutsche IVF-Register (D·I·R) darf satzungsgemäß keine Daten veröffentlichen oder weitergeben, aus denen sich die Identität eines Zentrums ableiten lässt. Da es einzelne Bundesländer mit nur einem einzelnen D·I·R-Mitgliedszentrum gibt (➤ Tab. 4.1), würde bei einer Auswertung der einzelnen Bundesländer dieses Anonymitätsgebot zwangsläufig verletzt werden. Damit trotzdem zumindest gewisse Aussagen über regionale Unterschiede gemacht werden können, hat die Versammlung der D·I·R-Mitglieder in 2017 festgelegt, dass regionale Auswertungen nach sogenannten Clustern durchgeführt werden können. Die zum damaligen Zeitpunkt 134 D I·R-Mitgliedszentren wurden dafür entsprechend den Bundesländern den

Tab. 4.2 Auswertungscluster laut Beschluss der D·I·R-MGV vom 08.12.2017

Bundesländer (Zentren)	Anzahl der Zentren pro Cluster
Hamburg (6), Mecklenburg-Vorpommern (1), Schleswig-Holstein (4)	11
Bremen (2), Niedersachsen (10)	12
Brandenburg (1), Berlin (12)	13
Sachsen (6), Sachsen-Anhalt (3), Thüringen (2)	11
Nordrhein-Westfalen (28)	28
Saarland (2), Rheinland-Pfalz (5)	7
Hessen (10)	10
Baden-Württemberg (20)	20
Bayern (22)	22

in ➤ Tab. 4.2 beschriebenen Clustern zugeordnet. Die Cluster wurden dabei so ausgewählt, dass Bundesländer mit räumlicher Nähe zueinander zusammengefasst wurden und dass ausreichend große Cluster gebildet wurden, damit die Zentrumsanonymität gewahrt bleiben konnte.

Nach Analyse der Daten aller nach IVF- und ICSI in 2018 geborenen Kinder hat das D·I·R erstmalig eine Sonderauswertung zur Untersuchung von eventuell vorhandenen regionalen Unterschieden in Bezug auf die Ergebnisqualität durchgeführt. Hierbei wurde als ein wichtiger Qualitätsindikator die Wahrscheinlichkeit einer Lebendgeburt nach Frisch-Embryonentransfer resultierend aus einer IVF- oder ICSI-Behandlung definiert. Als weiterer wichtiger Indikator zur Ergebnisqualität wurde die Wahrscheinlichkeit einer Mehrlingsgeburt definiert. Erstrebenswert wäre, auch im Hinblick auf die Vermeidung von bei Mehrlingsschwangerschaften vermehrt auftretenden gesundheitlichen Risiken für die Mutter und die Kinder, eine hohe Wahrscheinlichkeit einer Lebendgeburt bei geringer Wahrscheinlichkeit von Mehrlingen. Im Bundesdurchschnitt lag die Wahrscheinlichkeit für eine Lebendgeburt nach Frischtransfer im Rahmen einer 2017 durchgeführten IVF- oder ICSI-Behandlung bei **23,6 %**, die Wahrscheinlichkeit einer Mehrlingsgeburt lag nach gleicher Behandlung in 2017 in Deutschland bei **22,0 %**.

Das Ergebnis dieser Auswertung ist in ➤ Abb. 4.3 in Prozentpunkten Abweichung vom jeweiligen Durchschnittswert dargestellt.

Es zeigen sich hierbei tatsächlich rein deskriptiv deutliche Unterschiede in den ausgewerteten Clustern. In den Extremen liegt die durchschnittliche Wahrscheinlichkeit, nach einem IVF- oder ICSI-Frischtransfer in Bayern ein Kind zu bekommen (sogenannte Baby-Take-Home-Rate), mit 20,4 % 3,2 Prozentpunkte unterhalb des Bundesdurchschnitts. Die gleiche Behandlung führt in Rheinland-Pfalz und im Saarland mit 29,1 % zur Geburt eines Kindes, das bedeutet mit einer 5,5 Prozentpunkte höheren Wahrscheinlichkeit als im Bundesdurchschnitt oder einer 8,7 Prozentpunkte höheren Wahrscheinlichkeit als nach einer vergleichbaren Behandlung in Bayern.

Allerdings sollte dies nicht zwangsläufig Kinderwunschpaare dazu veranlassen, sich statt in Bayern nun in Rheinland-Pfalz oder im Saarland behandeln zu lassen. Die höhere Geburtsrate pro Embryotransfer ist *per se* nämlich nicht automatisch auch ein Zeichen für eine bessere Behandlungsqualität. Zum einen gibt es viele weitere Faktoren, die erwiesenermaßen die Geburtsrate stark beeinflussen und die in der hier vorgestellten Auswertung gar nicht berücksichtigt wurden. Hierzu zählen unter anderem das Alter der Frau zum Zeitpunkt der Eizellentnahme, eventuelle Begleiterkrankungen eines der Partner und Anzahl und Ausgang vorangegangener Behandlungen.

Zum anderen ist es zwar nach dem Deutschen Embryonenschutzgesetz den Beteiligten völlig freigestellt, ob einer Frau beim Embryonentransfer 1, 2 oder 3 Embryonen in die Gebärmutter oder die Eileiter eingesetzt werden; die durchschnittliche Schwangerschaftswahrscheinlichkeit ist beim Transfer von 2 oder 3 Embryonen höher als beim Transfer eines Embryos. Dies lässt sich in jedem D·I·R-Jahrbuch ablesen (zuletzt D·I·R-Jahrbuch 2018). Auf der anderen Seite kommt es beim Transfer von mehr als einem Embryo auch signifikant häufiger zur Entstehung von

4.3 Sind regionale Unterschiede für die Ergebnisqualität der Zentren verwertbar?

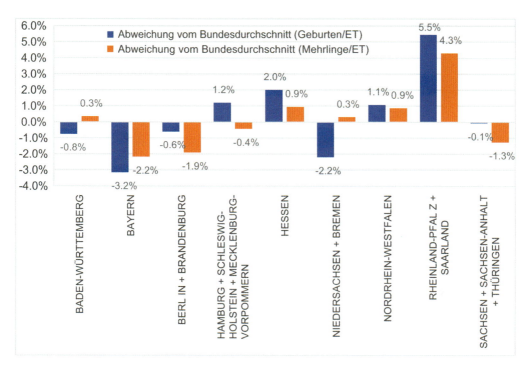

Abb. 4.3 Abweichungen (Prozentpunkte) von der durchschnittlichen Geburtsrate nach Frischtransfer (23,6 %) und der durchschnittlichen Mehrlingsrate nach Frischtransfer (22,0 %) im Jahr 2017 [M1051]

Mehrlingsschwangerschaften (zuletzt ausgewertet in D·I·R-Jahrbuch 2017, S. 18).

Wenn also, wie am Beispiel des Clusters Rheinland-Pfalz und Saarland zu erkennen, die Erhöhung der Geburtsrate von einem deutlichen Anstieg der Mehrlingsrate begleitet wird, ist dies unter dem Gesichtspunkt „Ergebnisqualität" nicht uneingeschränkt positiv zu werten. Scheinbar wird die überdurchschnittlich gute Geburtsrate „erkauft" über einen Anstieg der Mehrlingsrate. In Bayern wiederum wird die unterdurchschnittliche Geburtsrate „kompensiert" durch die ebenfalls unterdurchschnittliche Mehrlingsrate, was sich über eine Reduktion der Anzahl von pro Transfer zurückgegebenen Embryonen erklären ließe. Damit wird der auf den ersten Blick riesige Unterschied zum Cluster Rheinland-Pfalz und Saarland zumindest angeglichen. Aus dieser Perspektive wäre der Cluster Hamburg, Mecklenburg-Vorpommern und Schleswig-Holstein der Spitzenreiter dieser Auswertung, da sich hier eine überdurchschnittliche Geburtsrate bei einer Senkung der Mehrlingsrate unter den Bundesdurchschnitt beobachten ließ.

> Eine clusterweise Betrachtung der Abweichungen der Geburtsrate und der Mehrlingsrate vom Bundesdurchschnitt eignet sich nicht ohne Weiteres zur Bestimmung der Ergebnisqualität.

LITERATUR

Bundesministerium für Familie, Senioren, Frauen und Jugend. Aus: https://www.informationsportal-kinderwunsch.de/kiwu/finanzielle-foerderung/finanzielle-unterstuetzung (letzter Zugriff: 03.08.2020).

Destatis 2020-1. Aus: https://www.destatis.de/DE/Presse/Pressemitteilungen/2020/06/PD20_223_12411.html (letzter Zugriff: 28.07.2020).

D·I·R-Jahrbuch 2014. Mod. Nachdruck aus J Reproduktionsmed Endokrinol 2015; 12 (6): 1–55.

D·I·R-Jahrbuch 2016. Mod. Nachdruck aus J Reproduktionsmed Endokrinol 2017; 14 (6): 1–59.

D·I·R-Jahrbuch 2017. Mod. Nachdruck aus J Reproduktionsmed Endokrinol 2018; 15 (6): 18.

D·I·R-Jahrbuch 2018. Mod. Nachdruck aus J Reproduktionsmed Endokrinol 2019; 16 (6): 1–55.

D·I·R-Mitgliederverzeichnis. Aus: https://www.deutschesivf-register.de/mitgliedszentren.php (letzter Zugriff: 28.07.2020).

KAPITEL 5

Christian De Geyter

Blick über den Tellerrand – Wie sind andere europäische Länder bezüglich Therapieoptionen und Erfolgsraten aufgestellt?

5.1	Einleitung	32
5.2	Voraussetzungen für die Durchführung von ART in den einzelnen Nachbarstaaten	32
5.2.1	Situation in Dänemark	32
5.2.2	Situation in Polen	33
5.2.3	Situation in der Tschechischen Republik	34
5.2.4	Situation in Österreich	35
5.2.5	Situation in der Schweiz	35
5.2.6	Situation in Frankreich	35
5.2.7	Situation in Belgien	35
5.2.8	Situation in den Niederlanden	36
5.3	Reproduktionstourismus	36
5.4	Fazit	36

5.1 Einleitung

Die assistierte Reproduktionsmedizin ist eine noch junge Disziplin in der Medizin. Trotzdem hat sie sich zahlenmäßig rasant über den Globus verbreitet. Aus dem ursprünglichen Prinzip des Zusammenführens einer Eizelle und einer Samenzelle in vitro entstand in wenigen Jahrzehnten eine große Anzahl technologischer Varianten mit unterschiedlichen Optionen für unterschiedliche Bedürfnisse. Allerdings sind nur einige wenige dieser Methoden Resultat prospektiv-randomisierter Studien. Die Mehrheit hingegen ist das Produkt von Erfindungen, die rasch und ohne lange oder aufwendige Sicherheitskontrollen Verbreitung fanden.

Das Bewusstsein, dass kurz- und langfristige Komplikationen erfasst werden müssen, hat die medizinischen Gesellschaften mit zunehmender Popularität der assistierten Reproduktionsmedizin dazu veranlasst, die durchgeführten Behandlungen sowie deren Ergebnisse systematisch zu erfassen und zu verfolgen. 2001 hat die Arbeitsgruppe der Europäischen Gesellschaft für Reproduktionsmedizin und Embryologie (ESHRE) begonnen, die Daten zur assistierten Reproduktionstechnologie (ART) im Rahmen des European IVF-Monitorings (EIM) zu sammeln und analysieren. Diese Daten werden jährlich veröffentlicht und reichen bis ins Jahr 1997 zurück (Nygren und Andersen 2001).

Für den hiesigen Blick über den Tellerrand wurden die Daten der 8 an Deutschland angrenzenden Staaten aus den jährlichen Reports der EIM der Jahre 2012 bis 2016 ausgewertet (European IVF-Monitoring Consortium for the European Society of Human Reproduction and Embryology). Es handelt sich um folgende Staaten: Dänemark, Polen, Tschechien, Österreich, Schweiz, Frankreich, Belgien und die Niederlande. Luxemburg wurde hierbei nicht berücksichtigt, da dort erst seit 2016 Behandlungen mit ART durchgeführt und erfasst werden.

5.2 Voraussetzungen für die Durchführung von ART in den einzelnen Nachbarstaaten

Kürzlich wurden die gesetzlichen Voraussetzungen und die Möglichkeiten der Kostenrückerstattung für die ART durch das Gesundheitswesen in den verschiedenen Europäischen Staaten zusammengefasst (Calhaz-Jorge et al. 2020). Auf der ESHRE-Homepage (www.eshre.eu → Data collection and research → European IVF Monitoring → ART and IUI treatments in Europe) steht eine aktualisierte Erfassung der nationalen Regulatorien zur Verfügung (Version: 31. Dezember 2018). Ein Überblick der Behandlungsoptionen in den acht Nachbarstaaten Deutschlands wurde in ➤ Abb. 5.1 zusammengefasst. Hierbei wurden die jeweilige Anzahl der Behandlungszentren und die Inanspruchnahme der ART aus den Jahren 2012 bis 2016 aufgeführt. Idealerweise verfügen die jeweiligen Staaten über eine Kapazität von 1500 bis 2000 Behandlungszyklen pro Million Einwohner (ESHRE Capri Workshop 2001; Collins 2002). Jedoch wird nur in der Tschechischen Republik, Dänemark, Belgien und den Niederlanden die angestrebte Zahl auch tatsächlich erreicht oder überschritten.

5.2.1 Situation in Dänemark

Im Zeitraum von 2012 bis 2016 sank in Dänemark die Anzahl der Behandlungszentren von 21 auf 19 (darunter 9 öffentliche Zentren). Parallel dazu stieg die Anzahl der Behandlungszyklen von 15.142 im Jahr 2012 auf 17.696 im Jahr 2016. Die Behandlungskosten werden vom Gesundheitswesen übernommen, vorausgesetzt die behandelten Patientinnen sind zwischen 18 und 40 Jahre alt. Alle Behandlungszentren beteiligen sich an der Datenerfassung für ART. Bis auf IVM werden alle aufgelisteten Behandlungsmodalitäten angeboten (➤ Abb. 5.1), was durch eine sehr liberale dänische Gesetzgebung ermöglicht wird: Eizell- und Samenspende sind erlaubt, auch bei homosexuellen Paaren oder bei alleinstehenden Frauen. Limitationen existieren bei der PID, die nur bei schwerwiegenden genetischen Erkrankungen zulässig ist, sowie bei der Embryonenspende und der Leihmutterschaft, die gänzlich verboten sind.

5.2 Voraussetzungen für die Durchführung von ART in den einzelnen Nachbarstaaten

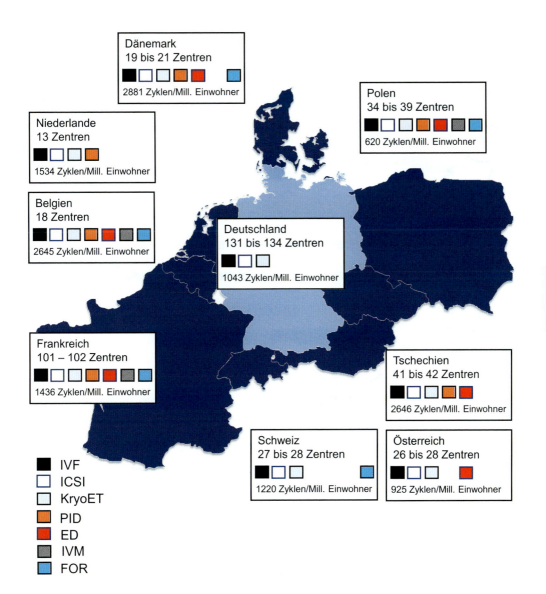

Abb. 5.1 Neben der Anzahl der partizipierenden Institutionen/Praxen/Kliniken registrierte das EIM von 2012 bis 2016 folgende Behandlungsmodalitäten: konventionelle In-vitro-Fertilisation (IVF), intrazytoplasmatische Spermieninjektion (ICSI), Transfer von zuvor kryokonservierten Eizellen im Vorkernstadium oder Embryonen (KryoET), Präimplantationsdiagnostik (PID), Eizellspende (ED), In-vitro-Maturation (IVM) und die Verwendung von zuvor kryokonservierten Eizellen (FOR). Für die Erfassung der Verfügbarkeit des medizinischen Angebots in den verschiedenen Staaten wurde die Anzahl der ART-Zyklen im Verhältnis der Einwohnerzahl (in Millionen) gesetzt. Die Einwohnerzahl der jeweiligen Staaten von 2012 bis 2016 wurde jeweils Wikipedia entnommen. [M1047]

In Dänemark entstehen 6,1 % der geborenen Kinder nach ART (➤ Abb. 5.2), mehr als in anderen Staaten.

5.2.2 Situation in Polen

Im erwähnten Beobachtungszeitraum waren im Polen 39 Institutionen, überwiegend im privaten Bereich,

5 Wie sind andere europäische Länder bzgl. Therapieoptionen und Erfolgsraten aufgestellt?

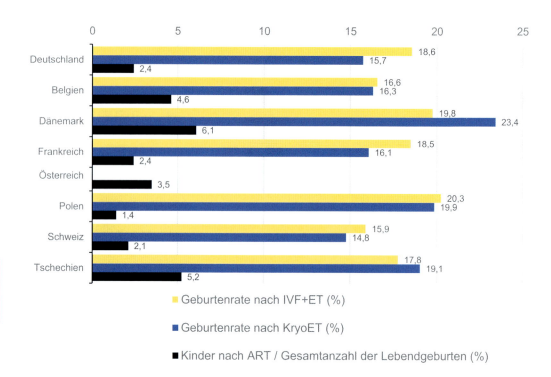

Abb. 5.2 Aus den 5 veröffentlichten Berichten vom EIM wurden für jeden der 9 europäischen Staaten die Geburtsrate pro Zyklus nach IVF und ICSI (in %) aufgelistet, die Geburtsrate pro KryoET (in %) sowie die Geburtsrate von Kindern nach ART in Relation zur Gesamtanzahl der Lebendgeburten (in %). Für jedes Land wurde die Anzahl der Lebendgeburten von 2012 bis 2016 ebenfalls Wikipedia entnommen. In den Registern der Niederlande und Österreichs fehlten im genannten Zeitraum Angaben zu den begonnenen Zyklen mit ART. [M1047]

tätig und es wurde die Anzahl der Behandlungen von 16.849 im Jahr 2012 auf 31.349 im Jahr 2016 fast verdoppelt. Dennoch lag die mittlere Verfügbarkeit im Beobachtungszeitraum bei nur 620 Zyklen/Million Einwohner. Zu berücksichtigen ist jedoch, dass in Polen keine systematische und zentral organisierte Erfassung der durchgeführten ART-Behandlungen erfolgt. Sämtliche der vom EIM registrierten Behandlungsoptionen werden in Polen angeboten, auch die Eizell-, Samen- und Embryonenspende (begrenzt auf 10 Kinder pro Spender oder Spenderin). Es dürfen in Polen nur heterosexuelle Paare behandelt werden. Das Gesundheitswesen übernimmt die Kosten der Medikamente für bis zu 3 Zyklen. Allerdings ist der Zugang zur Kostenübernahme altersbegrenzt (maximales Alter der Patientin: 40 Jahre).

5.2.3 Situation in der Tschechischen Republik

In der Tschechischen Republik waren im Beobachtungszeitraum 41 bis 42 Behandlungszentren aktiv und führten zwischen 2012 und 2016 insgesamt 50.020 ART-Behandlungen durch. Die Tschechische Republik verfügt über ein nationales Register für ART und die Datenerfassung ist verpflichtend. Behandlungen mit der konventionellen IVF werden seit 2014 nicht mehr registriert, sondern nur noch Behandlungen mit ICSI. Die liberale Gesetzgebung der Tschechischen Republik erlaubt alle vorhandenen Behandlungsverfahren, auch die Leihmutterschaft, sowohl für homo- als auch für heterosexuelle Paare. Von allen Nachbarstaaten Deutschlands weist die Tschechische Republik die höchste Anzahl von Behandlungen mit der Eizellspende auf (insgesamt 23.326). Die Spende von Gameten und Embryonen ist obligat anonym und nicht rückverfolgbar.

Das Gesundheitswesen übernimmt die Kosten von bis zu 3 Behandlungszyklen mit ART. Wenn bei den ersten 2 Behandlungen nur ein Embryo übertragen wurde, werden sogar die Kosten für 4 Behandlungsversuche erstattet. Es werden allerdings nur die Kosten für die Medikamente und für das Labor übernommen, nicht jedoch die ärztlichen Leistungen.

5.2.4 Situation in Österreich

Zwischen 26 und 28 Zentren bieten in Österreich auf dem Gebiet der ART ihre Dienste an. Die Datenerfassung ist insofern unmittelbar mit der Kostenerstattung für IVF verbunden, als dass über den österreichischen IVF-Fond die Kosten für Behandlungen nur unter der Voraussetzung übernommen werden, dass bestimmte standardisierten Daten über die Therapie registriert werden und dass eine medizinisch begründete Indikationsstellung vorliegt. Der IVF-Fonds übernimmt in diesen Situationen circa 70 % der tatsächlichen Kosten von bis zu 4 Behandlungen, jeweils pro klinische Schwangerschaft. Für das EIM bedeutet dies, dass die von Österreich übermittelten Daten unvollständig sind. Die Spende von Samenzellen und Eizellen ist erlaubt, nicht jedoch die Spende von Embryonen und die Leihmutterschaft.

5.2.5 Situation in der Schweiz

In der Schweiz sind circa 28 Zentren im Bereich der ART tätig und im Beobachtungszeitraum zwischen 2012 und 2016 nahmen die Behandlungszahlen stetig zu: von 9546 im Jahr 2012 bis 10.960 im Jahr 2016. Die Daten zu ART werden von der Arbeitsgruppe der Schweizerischen Gesellschaft für Reproduktionsmedizin (SGRM) erfasst (FIVNAT-CH) und von dieser Organisation ans EIM weitergeleitet. Die Schweiz verfügt seit 2001 über ein Fortpflanzungsmedizingesetz, das seit September 2017 in revidierter Fassung vorliegt. Seitdem ist auch die PID erlaubt, sowohl für die Verhinderung der Übertragung von schwerwiegenden Erbkrankheiten als auch für die Bestimmung von Chromosomenstörungen in Embryonen. IVF und ICSI sowie die Einfrierung von Eizellen und Embryonen sind erlaubt. Die Samenspende ist zulässig, allerdings nur bei verheirateten Paaren. Die Rückverfolgbarkeit der Samenspender ist gesetzlich gewährleistet und pro Spender dürfen maximal 8 Kinder mittels Samenspende gezeugt werden. Nicht zulässig sind die Eizellspende, die Embryonenspende und die Leihmutterschaft.

Es gibt für ART keine Rückerstattung der Kosten durch das Gesundheitswesen. Eine festgelegte Altersbegrenzung für eine Behandlung mit IVF oder ICSI existiert nicht, jedoch muss das Kindeswohl bis zum Erreichen des Alters der Volljährigkeit gewährleistet sein. Das Kind hat ein verbrieftes Recht auf eine Mutter und einen Vater bis zur Volljährigkeit. Paaren in homosexuellen Beziehungen oder alleinstehende Personen mit Kinderwunsch stehen die Optionen der ART nicht offen.

5.2.6 Situation in Frankreich

Im Beobachtungszeitraum von 2012 bis 2016 boten zwischen 101 und 103 Zentren in Frankreich ihre Dienste im Bereich der ART an und die Anzahl der Therapien nahm von 84.214 im Jahr 2012 auf 104.773 im Jahr 2015 zu. Die ART-Daten werden in Frankreich von einer nationalen Behörde in Paris zentral registriert. Sämtliche vom EIM registrierten Behandlungsmodalitäten (einschließlich die Eizell-, die Samen- und die Embryonenspende) werden heterosexuellen Paaren angeboten. Die Leihmutterschaft ist verboten. Die Kosten für maximal 3 ART-Behandlungen pro klinische Schwangerschaft werden vom Gesundheitswesen übernommen. Die obere Altersgrenze für eine vom Gesundheitswesen finanzierte Behandlung liegt auf Seiten der Frau bei 42 Jahren.

5.2.7 Situation in Belgien

In Belgien bieten 18 öffentliche Institutionen ART für die Behandlung von Paaren mit Kinderwunsch an. Private Praxen für IVF existieren keine. Alle vom EIM erfassten Behandlungsmodalitäten sind verfügbar. Von 2012 bis 2016 nahmen die Behandlungszahlen von 28.854 bis 30.929 stetig zu. Die Datenerfassung erfolgt mittels eines nationalen Registers, das von den in der Reproduktionsmedizin tätigen Ärzten verwaltet wird. Behandlungen dürfen bis zum 45. Lebensjahr durchgeführt werden (KryoET sogar bis zum 47. Lebensjahr) und stehen hetero- und homosexuellen Paaren sowie alleinstehenden Frauen offen. Auch die Leihmutterschaft ist zulässig. Die Herkunft der Spende von Gameten oder Embryonen ist in der Regel anonymisiert; allerdings können vereinzelt auch nichtanonyme Spenden durchgeführt werden, wenn zuvor die Spender und Empfänger dies schriftlich miteinander vereinbart haben.

Die Kostenübernahme der durchgeführten Behandlungen durch das Gesundheitswesen wird von der Vorgehensweise beim Embryotransfer bestimmt. Bis zum 35. Lebensjahr werden beim ersten Therapieversuch die Kosten übernommen, vorausgesetzt, es wird nur ein Embryo übertragen. Bei wiederholten Fehlversuchen wird in einem erneuten Versuch auch die Übertragung von 2 Embryonen rückvergütet. Es werden bis zu 6 Behandlungsversuche vom Gesundheitswesen finanziert.

5.2.8 Situation in den Niederlanden

In den Niederlanden bieten 13 Institutionen die ART für die Behandlung von Paaren mit unerfülltem Kinderwunsch an. Die Mehrheit der Institutionen, die in den Niederlanden ART anbieten, ist universitär organisiert. Die Datenerfassung hinsichtlich ART erfolgt durch die niederländische Fachgesellschaft. Im Beobachtungszeitraum hat die Behandlungsanzahl von 24.951 im Jahr 2012 auf 27.901 im Jahr 2016 zugenommen. Die Spende von Eizellen, von Samenzellen sowie von Embryonen ist erlaubt und die Rückverfolgbarkeit der Spender ist gesetzlich gewährleistet. Auch die Leihmutterschaft ist zugelassen. Sowohl hetero- als auch homosexuelle Paare dürfen therapiert werden.

Die Rückerstattung der Behandlungskosten durch das Gesundheitswesen ist abhängig von der Vorgehensweise beim Embryotransfer: Bis zum 38. Lebensjahr werden die Kosten übernommen, sofern lediglich ein einzelner Embryo übertragen wird. Die maximale Altersbegrenzung für die medizinische Behandlung von Frauen mit Kinderwunsch liegt bei 42 Jahre.

5.3 Reproduktionstourismus

Obwohl es seit den frühen Anfängen der Reproduktionsmedizin eine sehr dynamische und vielfältige Entwicklung in den therapeutischen Möglichkeiten gibt, verharrt in vielen Staaten Europas der gesetzliche Rahmen in einem unveränderten Zustand, dies ganz besonders in Deutschland. Die in den verschiedenen europäischen Staaten sehr unterschiedliche Gesetzgebung hinsichtlich ART ist der wichtigste Grund für einen ausgeprägten Reproduktionstourismus von Deutschland in seine Nachbarländer (nach Belgien: Pennings et al. 2009; nach Polen: Wilson et al. 2016).

Definition

Der Begriff **Reproduktionstourismus** umschreibt eine Art von Medizintourismus, der es Menschen mit Fertilitätsprobleme ermöglicht, durch eine reproduktionsmedizinische Maßnahme in einem anderen Land doch noch den gewünschten Nachwuchs zu bekommen.

Bis heute hat sich nur eine einzige systematische Studie mit dem Reproduktionstourismus in Europa befasst und diesen anhand der Daten von 6 europäischen Ländern quantifiziert (Shenfield et al. 2010). Personen oder Paare mit Fertilitätsproblemen in Deutschland gehörten in dieser Analyse zu den häufigsten Reproduktionstouristen in Europa und die Eizellspende war die am häufigsten im Ausland in Anspruch genommene Therapieform (44,6 %). Hierbei wichen deutsche Paare am häufigsten auf die Tschechische Republik aus (67,2 %).

5.4 Fazit

Ein Vergleich der Behandlungsergebnisse in den verschiedenen Nachbarländern Deutschlands (Zeitraum 2012 bis 2016) ergab nur geringe Unterschiede in den Geburtsraten nach IVF und ICSI oder nach Auftauen von Eizellen im Vorkernstadium beziehungsweise von Embryonen (KryoET, > Abb. 5.2). Aus nationalen Daten ist bekannt, dass Unterschiede in den Behandlungsergebnissen zwischen den einzelnen Institutionen, Kliniken oder Praxen sehr viel ausgeprägter sind als Unterschiede zwischen den einzelnen Staaten. Die sehr unterschiedlichen gesetzlichen Rahmenbedingungen für die ART in den verschiedenen Staaten Europas üben einen wesentlichen Einfluss auf das jeweils angebotene Behandlungsspektrum aus (➤ Abb. 5.1).

LITERATUR
Collins J. An international survey of the health economics of IVF and ICSI. Hum Reprod Update 2002; 8: 265–277.
ESHRE Capri Workshop Group. Social determinants of human reproduction. Hum Reprod 2001; 16: 1518–1526.
European IVF-Monitoring Consortium (EIM) for the European Society of Human Reproduction and Embryology (ESHRE), Calhaz-Jorge C, De Geyter C, Kupka MS et al. Assisted reproductive technology in Europe, 2012: results generated from European registers by ESHRE. Hum Reprod 2016; 31: 1638–1652.
European IVF-monitoring Consortium (EIM); European Society of Human Reproduction and Embryology (ESHRE), Calhaz-Jorge C, De Geyter C, Kupka MS et al. Assisted reproductive technology in Europe, 2013: results generated from European registers by ESHRE. Hum Reprod 2017; 32: 1957–1973.
Calhaz-Jorge C, De Geyter CH, Kupka MS et al. Survey on ART and IUI: legislation, regulation, funding and registries in European countries: The European IVF-monitoring Consortium (EIM) for the European Society of Human Reproduction and Embryology (ESHRE). Hum Reprod Open 2020: hoz044.
De Geyter C, Calhaz-Jorge C, Kupka MS et al.; the European IVF-monitoring Consortium (EIM) for the European Society of Human Reproduction and Embryology (ESHRE). ART in Europe, 2014: results generated from European registries by ESHRE: The European IVF-monitoring Consortium (EIM) for the European Society of Human Reproduction and Embryology (ESHRE). Hum Reprod 2018; 33: 1586–1601.
De Geyter C, Calhaz-Jorge C, Kupka MS et al.; the European IVF-monitoring Consortium (EIM) for the European Society of Human Reproduction and Embryology (ESHRE). ART in Europe, 2015: results generated from European registries by ESHRE. Hum Reprod Open 2020: hoz038.
Nygren KG, Andersen AN. Assisted reproductive technology in Europe, 1997. Results generated from European registers by ESHRE. European IVF-Monitoring Programme (EIM), for the European Society of Human Reproduction and Embryology (ESHRE). Hum Reprod 2001; 16: 384–391.
Pennings G, Autin C, Decleer W et al. Cross-border reproductive care in Belgium. Hum Reprod 2009; 24: 3108–3118.
Shenfield F, de Mouzon J, Pennings G et al. Cross border reproductive care in six European countries. Hum Reprod 2010; 25: 1361–1368.
The European IVF Monitoring consortium (EIM) for the European Society of Human Reproduction and Embryology (ESHRE), Wyns C, De Geyter Ch, Calhaz-Jorge C et al. ART in Europe, 2016: results generated from European registries by ESHRE. Hum Reprod Open 2020; 2020(3): hoaa032.
Wilson TL. Unravelling orders in a borderless Europe? Cross-border reproductive care and the paradoxes of assisted reproductive technology policy in Germany and Poland. Reprod Biomed Soc Online 2017; 3: 48–59.

KAPITEL 6

Thomas Katzorke

Ist eine Behandlung mit Spendersamen wirklich Erfolg versprechend?

6.1	Einleitung	40
6.2	Gesetzliche Lage	40
6.3	Voraussetzungen zur Behandlung	41
6.4	Behandlung	41
6.4.1	Anzahl inseminierter Spermien	42
6.4.2	Effizienz der Insemination	43
6.4.3	Anzahl der Inseminationen im Behandlungszyklus	44
6.4.4	IVF und ICSI	44
6.4.5	Abklärung des Tubenfaktors	44
6.5	Ergebnisse	45
6.6	Zusammenfassung	46

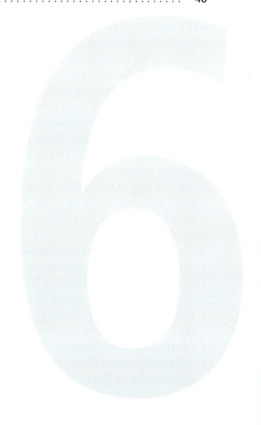

6.1 Einleitung

Die Anwendung von Spendersamen im Rahmen einer Kinderwunschbehandlung ist eine etablierte und weitverbreitete Behandlungsmethode zur Therapie der männlichen Unfruchtbarkeit. 2016 wurden in Europa 50.467 Inseminationen mit Spendersamen durchgeführt (Wyns et al. 2020).

In der Bundesrepublik Deutschland verzeichnen wir zurzeit ca. 1000–1500 Geburten pro Jahr nach Spendersamenbehandlung (jährliche Umfragen unter den Mitgliedern des Arbeitskreises donogene Insemination e. V.) mit steigender Tendenz: Durch die Einführung des Samenspenderregistergesetzes (SaRegG) im Jahr 2018 erscheint heute auch die Behandlung weiblicher gleichgeschlechtlicher Paare und alleinstehender Frauen (sogenannte Single Women by Choice) unproblematisch, sodass diese Gruppen vermehrt nach Behandlungsmöglichkeiten auch in Deutschland nachfragen.

In Europa beträgt der Anteil der erfassten heterologen Inseminationen im Jahr 2016 5,5 % (Wyns et al. 2020). In den USA stieg der Anteil der Behandlungszyklen mit Spendersamen an der Gesamtanzahl aller Behandlungen von 3,8 % im Jahr 1996 auf 6,2 % im Jahr 2014 (Gerkowicz et al. 2018). In unserem Zentrum in Essen wurden in den Jahren 2006 bis 2010 7,4 % aller Behandlungszyklen (IUI, IVF, ICSI) mit Spendersamen durchgeführt, seit 2011 hat sich der Anteil heterologer Behandlungen auf 15,9 % mehr als verdoppelt.

Auch wird durch die zunehmende Anwendung des sogenannten „Social Freezing" durch Frauen, die sich aus sozialen Gründen (z. B. berufliche Perspektive, fehlender Partner) für eine Eizellenkryokonservierung in jungen Jahren und Verwendung dieser Eizellen im fortgeschrittenen weiblichen Alter entscheiden, der Bedarf an Spendersamenbehandlungen möglicherweise steigen.

Als **klassische (medizinische) Indikation** für eine Behandlung mit Spendersamen gelten:
- Abwesenheit von Spermien und Spermienvorstufen (Azoospermie, Sertoli-Cell-Only-Syndrom)
- Alle Möglichkeiten der Fortpflanzungsmedizin mit Partnersperma sind ausgeschöpft
- Genetische Erkrankungen
- Adoption ist aus persönlichen Gründen nicht möglich oder wird nicht angestrebt

Soziale Indikationen:
- Gleichgeschlechtliche Paare
- Alleinstehende Frauen
- Alleinstehende Frauen mit Depot von kryokonservierten Eizellen

6.2 Gesetzliche Lage

Ein umfassendes Fortpflanzungsmedizingesetz wie bereits in einigen europäischen Ländern installiert, das alle Aspekte der modernen Reproduktionsmedizin regelt, fehlt in Deutschland.

Bei heterologen Behandlungsverfahren werden deshalb hilfsweise unterschiedliche gesetzliche Regelungen wie z. B. das Embryonenschutzgesetz (Verbot der Eizellspende) oder das ärztliche Standesrecht (Berufsordnung der Landesärztekammern) in Anspruch genommen.

In der Bundesrepublik Deutschland trat am 01. Juli 2018 das Samenspenderregistergesetz (SaRegG) in Kraft. Behandlungen mit Samen anonymer Spender sind nicht mehr zulässig. Die Daten eines mithilfe von Spendersamen geborenen Kindes müssen samt den persönlichen Daten der Mutter von dem behandelnden Arzt an das Deutsche Institut für Medizinische Dokumentation und Information (DIMDI – jetzt Bundesinstitut für Arzneimittel und Medizinprodukte, BfArM) mit Sitz in Köln gemeldet werden. In Folge erfragt das BfArM die Daten des Samenspenders von der von dem Behandlungsarzt benannten Samenbank. Diese Daten werden für 110 Jahre gespeichert und stehen Personen, die durch heterologe Verwendung von Samen im Rahmen einer assistierten Reproduktion gezeugt worden sind, zur Offenlegung bereit. Ein wesentliches Merkmal des SaRegG ist neben der Sicherung des Rechts auf Kenntnis der Abstammung, dass der Samenspender einer Samenbank nicht als Vater festgestellt werden kann (§ 1600d Abs. 4 BGB). Damit sind mögliche gegenseitige Forderungen auf Unterhaltszahlungen und Erbrecht ausgeschlossen.

Eine Person, die vermutet, durch heterologe Verwendung von Samen im Rahmen einer ärztlichen Behandlung gezeugt worden zu sein, hat gegenüber BfArM oder einer Nachfolgeeinrichtung Anspruch auf

Auskunft aus dem Samenspenderregister. Nach Vollendung des 16. Lebensjahres kann die Person diesen Anspruch nur selbst geltend machen. Bei berechtigtem Interesse kann stellvertretend das Empfängerpaar Informationen einholen (BGH-Urteil 2015). Eine Regelung zur Kontaktaufnahme zwischen Kind und genetischem Vater besteht nicht.

Zur Vaterschaft von heterolog gezeugten Kindern gibt es keine gesonderte gesetzliche Regelung. Hier gilt die allgemein gültige Gesetzeslage: Bei heterosexuellen Paaren wird der soziale Vater, der in den Vertrag eingewilligt hat, als Vater eingetragen. Bei gleichgeschlechtlichen Paaren muss die sogenannte Co-Mutter das Kind adoptieren. Bei alleinstehenden Frauen sollte eine zweite Bezugsperson vorhanden sein, damit das Kind nicht evtl. zur Vollwaise wird. Dazu wird eine notarielle Vereinbarung mit einer „Garantie-Person" erwartet.

6.3 Voraussetzungen zur Behandlung

Patienten, die eine Behandlung mit Spendersamen planen, müssen sich juristisch beraten lassen, ggf. sind notarielle Vereinbarungen erforderlich. Die Vorschriften der Berufsordnung der einzelnen Länder-Ärztekammer sind zu berücksichtigen.

Psychosoziale Beratung

Vor Behandlungsbeginn sollte eine psychosoziale Beratung erfolgen (z. B. Deutsche Gesellschaft für Kinderwunschberatung, BKiD), in der alle psychosozialen Aspekte der Behandlung mit Spendersamen und vor allem das Vorgehen zur Aufklärung der Kinder nach Spendersamenbehandlung erörtert werden.

Voruntersuchungen bei Spendern

Bei der Spenderauswahl wird versucht, das Risiko hereditärer Krankheiten zu vermeiden. Die Voruntersuchungen der potenziellen Samenspender umfassen die Familien- und Eigenanamnese, klinische Untersuchungen, genetische Untersuchungen, Bestimmung der Blutgruppe, hämatologische und mikrobiologische Untersuchungen. Die infektionsserologische Abklärung umfasst heute u. a. HIV 1 + 2, Hepatitis B + C, Zytomegalie, Toxoplasmose, Syphilis, *Neisseria gonorrhoea*, Mykoplasmen und Chlamydien.

Sollte sich aus dem Stammbaum des Spenders ein Hinweis auf ein erhöhtes Risiko ergeben, sollten Chromosomenanalysen und molekulargenetische Analysen durchgeführt werden.

Spenderauswahl

Bei der Auswahl der Samenspende für das zu behandelnde Ehepaar wird eine sogenannte Typangleichung durchgeführt (ASRM 2004). Neben dem Hauptgesichtspunkt der ethnischen Herkunft wird auf die gleiche Blutgruppe geachtet sowie eine Angleichung bei Augenfarbe, Haarfarbe, Körpergröße und Körperstatur angestrebt.

Pro Spender sollten maximal 17 Schwangerschaften erzeugt werden, um die mögliche Heirat von Halbgeschwistern auszuschließen (Katzorke 2007).

6.4 Behandlung

Für die Anwendung von Spendersamen stehen prinzipiell die gleichen Behandlungsmöglichkeiten offen wie bei homologen (Partner-)Samen. Allerdings unterscheidet sich oft der Einstieg in die Kinderwunschbehandlung zwischen homologen und heterologen Spermien. Während man bei Ersteren die Behandlung in Abhängigkeit von der Spermienqualität wählt und daher häufig mit höherwertigeren Behandlungsverfahren wie IVF oder ICSI beginnt, wird bei Spendersamenbehandlung in den ersten Behandlungszyklen in der Regel die einfache intrauterine Insemination (IUI) gewählt. Im Unterschied zu homologen Behandlungen werden bei Spendersamenbehandlung ausschließlich kryokonservierte Spermien verwendet.

Die einfachste Behandlungsstrategie bei der Behandlung mit Spendersamen stellt die Insemination (instrumentelle Samenübertragung) meistens in

Form der intrauterinen Insemination mit kryokonserviertem Sperma dar. Das Sperma muss wegen der erforderlichen serologischen Untersuchung meistens eine Quarantäne von 6 Monaten gekühlt unterlaufen. Durch die Anwendung einer PCR (Polymerase-Kettenreaktion) kann diese Quarantäne verkürzt werden.

Nach Ovulationsmonitoring wird eine Insemination (häufig nach exogener Ovulationsauslösung mit HCG) nach 24–36 Stunden durchgeführt. Bei unregelmäßigem Zyklus ist eine begleitende Follikelreifung durch die Gabe von Antiöstrogen oder die Anwendung von rekombinantem FSH erforderlich. Auch zu Timing-Zwecken oder zum Erreichen einer leichten Superovulation, speziell bei fortgeschrittenem weiblichen Alter oder verminderter Ovarialreserve, hat sich die Gabe von Antiöstrogen bewährt (Katzorke 2007).

Spendersamen werden heute hauptsächlich in Plastikhalmen (High Security Straws) bzw. Röhrchen (Tubes) von 0,3–0,5 ml konfektioniert. Der Versand erfolgt in speziellen Versandbehältern, die mit flüssigem Stickstoff gefüllt sind und eine Temperatur von unter –160 °C gewährleisten. Daneben werden seltener Trockeneisbehälter (–80 °C) verwendet.

Die Anforderungen an die Spendersamenqualität gehen in der Regel weit über die von der WHO für Normozoospermie formulierten Werte hinaus (WHO-Laborhandbuch zur Untersuchung und Aufarbeitung des menschlichen Ejakulates 2010). Als Angabe zur Qualität von Spendersamen hat sich die Anzahl vorwärtsbeweglicher (progressiv motiler) Spermien pro Milliliter durchgesetzt. Je nach Volumen beinhalten die Spendersamenproben nach dem Auftauen circa 3–10 Mio. vorwärtsbewegliche Spermien. Spendersamen wird in der Regel nach dem Auftauen aufbereitet, um die kryoprotektiven Substanzen zu entfernen und ggf. die Konzentration beweglicher Spermien zu erhöhen.

6.4.1 Anzahl inseminierter Spermien

Die Qualität der Spermien hat wesentlichen Einfluss auf den Erfolg der Inseminationsbehandlung. Insbesondere die Konzentration und Motilität zeigen einen engen Zusammenhang zur Schwangerschaftsrate (Dickey et al. 1999; Hansen et al. 2020). Der am häufigsten gebräuchliche Parameter zur Beschreibung der Spendersamenqualität ist – wie bereits erwähnt – die Anzahl der beweglichen Spermien nach dem Auftauen, der Total Motile Sperm Count (TMC). Die meisten Samenbanken benutzen TMC als Qualitätsmerkmal ihrer Samenproben.

Viele Studien zu TMC belegen, dass die Erfolgsaussichten für eine Schwangerschaft mit der Anzahl der inseminierten motilen Spermien korrelieren (Badawy et al. 2009; Merviel et al. 2010; Ombelet et al. 2014). Uneinigkeit herrscht allerdings darüber, wie hoch der TMC sein muss, um optimale Schwangerschaftsraten bei der heterologen IUI zu erzielen. Achard et al. konnten 2005 in einer retrospektiven Studie von 249 heterologen IUI-Zyklen zeigen, dass die Schwangerschaftsrate bei Verwendung von mehr als 1,5 Mio. progressiv motilen Spermien signifikant höher lag als in Zyklen mit weniger als 1,5 Mio. (40,4 % vs. 24,7 %). Dong et al. haben in einer retrospektiven Auswertung von 6360 homologen und heterologen IUI-Zyklen bei einem TMC von mehr als 2 Mio. keinen signifikanten Anstieg der Schwangerschaftsraten beobachtet (Dong et al. 2011). Miller et al. konnten eine signifikant niedrigere Schwangerschaftsrate nach homologer IUI beobachten bei einem TMC < 10 Mio. (Miller et al 2002). Van Voorhis et al. empfehlen bei der homologen IUI mit weniger als 10 Mio. motiler Spermien die Therapie aus Kosten-Nutzen-Erwägung mit IVF/ICSI fortzusetzen (Voorhis et al. 2001). Horvath et al. erzielten ebenso die höchsten Schwangerschaftsraten nach homologer IUI mit TMC von 10 Mio. (Horvath et al 1989). Campana und Mitarbeiter konnten zeigen, dass die Gesamtanzahl motiler Spermien (TMC) pro Insemination über 1 Mio. signifikant die Schwangerschaftsrate steigern konnte gegenüber Proben, die geringere TMC hatten (6,7 % vs. 2,1 %; Campana et al. 1996). Khalil und Mitarbeiter haben in einer retrospektiven Analyse von 2.473 Inseminationszyklen den Grenzwert des TMC bei 5 Mio. gesetzt (Schwangerschaftsrate: 5,3 % bei < 5 Mio., 12,8 bei ≥ Mio.; Khalil et al. 2001). Auch Stone und Mitarbeiter sehen den Cut off bei etwa 5 Mio. TMSC (Stone et al. 1999).

Bei der Betrachtung der wissenschaftlichen Literatur zu TMC und IUI und unserer eigenen Erfahrung in Essen muss man zwischen homologen und heterologen Inseminationen unterscheiden. Tendenziell ist bei der Partner-IUI ein höherer TMC erforderlich als bei der Donor-IUI, um optimale Schwangerschaftsraten zu erzielen. Gerade bei der heterologen IUI ist nicht nur aus wirtschaftlichen

Erwägungen ein „Viel-hilft-viel" die falsche Behandlungsstrategie.

6.4.2 Effizienz der Insemination

Die Daten für heterologe Behandlungsverfahren werden weltweit nicht einheitlich erhoben. Bei den Daten zu IVF/ICSI wird weitestgehend zwischen der Herkunft der Spermien nicht unterschieden. Lediglich bei den Inseminationen wird international zwischen Donor Sperm IUI und Homologous Sperm IUI differenziert.

Laut den Daten des European IVF-monitoring Consortium der ESHRE für 2016 ist die IVF/ICSI fast dreimal so erfolgreich wie die heterologe IUI (Schwangerschaftsrate pro Transfer 34,8 %/33,2 % vs. 12 %; Wyns et al. 2020). Deshalb ist neben der rein medizinischen Betrachtung auch eine individuelle Kosten-Nutzen-Analyse für die Patienten sehr wichtig (van Voorhis et al. 2001).

Sicher ist die IUI das preiswerteste Behandlungsverfahren, aber es bleibt wohl auch in der Mehrzahl der Fälle das ineffektivste. Die Behandlungskosten und die Effektivität folgen einem sigmoiden Kurvenverlauf. Erst ein erhöhter Behandlungsaufwand (IUI mit COH) wird mit deutlich besseren Schwangerschaftsraten belohnt. Eine weitere Steigerung der therapeutischen Möglichkeiten bringt außer steigender Kosten nur noch wenig Nutzen für die Patientin (> Abb. 6.1). Dann ist die IVF die bessere Behandlungsoption.

Obwohl Spendersamen in der Regel bereits alle Anforderungen für Normozoospermie übertrifft, hängen die Erfolgsaussichten einer Spendersamenbehandlung direkt von der Qualität und Anzahl der inseminierten Spermien und vom Alter und der ovariellen Reserve der Patientin ab (Ferrara et al. 2002; Zuzuarregui et al. 2004; Thijssen et al. 2017).

Die Verwendung kryokonservierter Spermien für die IUI seit den 1980er-Jahren zur Vermeidung von Infektionen hat nach Ansicht vieler Autoren zu einer Verminderung der Schwangerschaftsraten nach heterologer IUI geführt (Richter et al. 1984; Subak et al. 1992; Botchan et al. 2001). So berichtet Botchan, dass vor 1987 vor der Verwendung von kryokonservierten Spermien für IUI eine Schwangerschaftsrate

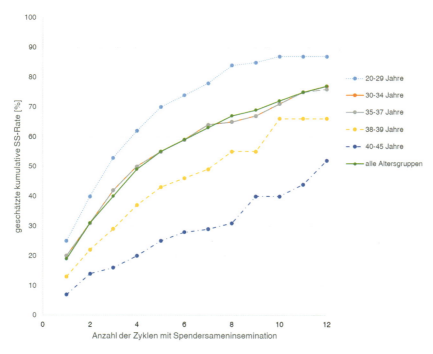

Abb. 6.1 Kumulative Schwangerschaftsrate nach Spendersamenbehandlung in 5 verschiedenen Altersgruppen (20–29, 30–34, 35–37, 38–39, 40–45 und in allen Altersgruppen [20–45]; entnommen aus De Brucker et al. 2009) [H137-001]

Tab. 6.1 Summe der heterologen und homologen IUIs einschließlich der Geburtsrate in Europa 2016 (Daten entnommen aus Wyns et al. 2020, Supplementary Data)

Alter der Frau	Anzahl der Zyklen	Anzahl der Geburten	Geburten in Prozent (%)
IUI-D (mit Spendersamen)			
≤ 34 Jahre	21.769	3316	14,9
35–39	18.830	2125	11,1
≥ 40	6284	264	4,2
Summe	46.883	5705	12,2
IUI-H (homolog)			
≤ 34 Jahre	62.557	5858	9,4
35–39	40.096	3012	7,5
≥ 40	10.797	371	3,4
Summe	113.459	9241	8,1

mit frischen Spermien von 17,8 % erzielt wurde, dagegen betrug sie nach 1987 nur 12,1 %.

Laut dem kürzlich veröffentlichten Jahresbericht der European IVF-monitoring Consortium der ESHRE betrug die Geburtsrate nach heterologen IUIs 2016 12,2 % im Vergleich zu 8,1 % nach IUIs mit Partner-Spermien (> Tab. 6.1; Wyns et al. 2020).

In Dänemark war die Geburtsrate pro Zyklus im Jahr 2002 für heterologe IUI mit 15,5 % im Vergleich zu homologen IUI (11,1 %) deutlich erhöht (Nyboe Andersen und Erb 2006). Ähnliche Werte veröffentlichte eine spanische Studie (Soares et al. 2019).

6.4.3 Anzahl der Inseminationen im Behandlungszyklus

Eine Untersuchung von 2.486 Zyklen mit zwei Inseminationen pro Zyklus und 673 Zyklen mit einer Insemination pro Zyklus (Zarek et al. 2014) ergab ähnliche Schwangerschaftsraten (zweifach: 13,6 % vs. einfach: 16,4 %).

Zu einem differenzierten Ergebnis kommt die Gruppe um Monseur (Monseur et al. 2019). Bei der retrospektiven Auswertung von 22.452 Zyklen mit einfachen und doppelten Inseminationen fanden sie einen Vorteil für die zweifache Insemination bei Paaren, bei denen das Sperma des Partners verwendet wurde (einfach: 12,0 %, zweifach: 14,1 %), und bei heterosexuellen Paaren, die Spendersamen verwendeten (einfach: 8,5 %, zweifach: 17,6 %), während bei lesbischen Paaren und Alleinstehenden eine zweifache Insemination keinen Benefit erbrachte (einfach: 17,2 %, zweifach: 15,2 %).

6.4.4 IVF und ICSI

Im Bereich der höherwertigeren Behandlungsverfahren wie IVF und ICSI werden für Spendersamen ähnliche bis tendenziell leicht höhere Schwangerschaftsraten im Vergleich zu homologen Spermien berichtet.

Bei der Analyse aller (n = 437.569) zwischen 2010 und 2014 in den USA durchgeführten Behandlungszyklen mit frischen autologen Eizellen war die Lebendgeburtsrate für Spendersamenzyklen mit 27,9 % niedriger als für homologe Behandlungen (32,5 %). Allerdings war nach einer Alterskorrektur die Wahrscheinlichkeit für eine Lebendgeburt für heterologe Zyklen leicht erhöht (Gerkowicz et al. 2018). Dies ist vermutlich ein Hinweis darauf, dass Spendersamen oft nach Ausschöpfung zeitraubender homologer Therapieverfahren zur Anwendung kommt und die Patientin beim Einstieg in die heterologe Therapie im Mittel älter ist. Auch die Lebendgeburtsrate per Transfer war nicht signifikant unterschiedlich (Gerkowicz et al. 2018).

6.4.5 Abklärung des Tubenfaktors

Bei belasteter Anamnese (operative Eingriffe im Becken, Zysten-OP der Eierstöcke, Z. n. Adhäsiolyse,

Myomenukleation) sollte vor Beginn der Spendersamenbehandlung der Tubenfaktor idealerweise durch Laparoskopie und Chromopertubation abgeklärt werden. Spätestens nach 4–6 fehlgeschlagenen Inseminationszyklen sollte die Tubenfunktion bei bisher unauffälliger Anamnese abgeklärt werden. Finden sich hier Pathologien, sollte großzügig die Indikation zur heterologen IVF mit Schwangerschaftsraten um 50 % gestellt werden (Katzorke 2011).

6.5 Ergebnisse

Bei optimalem männlichem Faktor (Normozoospermie des kryokonservierten Spermas und guter Kryotauglichkeit/Wiederauftaurate) sind die Ergebnisse allein vom weiblichen Alter und der Tubenfunktion abhängig. Neben dem Alter als wichtigstem prädiktivem Faktor für eine erfolgreiche Etablierung einer Schwangerschaft konnten noch Nikotinabstinenz (weniger als 15 Zigaretten pro Tag), sekundäre Sterilität, niedriger Progesteron-Wert am Tag 0 des Zyklus und die Anwendung von HMG und rekombinantem FSH im Vergleich zu Clomifen oder dem natürlichen Zyklus gefunden werden (Thijssen et al. 2017). Die klinische Schwangerschaft pro Zyklus beträgt 17,2 %. Auch sollte möglichst ein normaler BMI angestrebt werden (Na et al. 2018).

Ähnliche Untersuchungen an großen Patientengruppen zeigen ähnliche Resultate (Botchan et al. 2001; Ferrara et al. 2002; Katzorke 2007). Eine kumulative Schwangerschaftsrate von knapp 90 % wird nach spätestens 9 Behandlungszyklen erreicht. Daher sollte spätestens nach 9 frustranen Zyklen die Indikation zur heterologen IVF großzügig gestellt werden.

Heterologe Insemination nach fehlgeschlagener ICSI

Auch nach mehreren Versuchen der homologen intrazytoplasmatischen Spermainjektion zeigen durchgeführte Inseminationen mit Spendersamen eine hohe Schwangerschaftsrate. In einer größeren Studie konnten bei CECOS Schwangerschaftsraten pro Zyklus von 12 % und eine Gesamtschwangerschaftsrate pro Paar von 43,6 % erzielt werden (Hennebicq et al. 2018).

Es ist davon auszugehen, dass die Erfolgsaussichten für heterologe Verfahren sich auch deshalb künftig verbessern werden, weil die zunehmend die Kinderwunschbehandlung suchenden gleichgeschlechtlichen Paare und alleinstehende Frauen keine klassischen Infertilitätspatienten sind.

Fehlbildungsrate

Die Fehlbildungsrate bei Kinder, die durch Spendersamenbehandlung geboren wurden, entspricht den zu erwartenden Werten der durchschnittlichen Bevölkerung (~1,8 %) und sind abhängig vom weiblichen Alter (Katzorke 2007).

In einigen Publikationen wird eine geringere als die zu erwartende Rate an Fehlbildungen angegeben. Als Begründung wird die ausgiebige präkonzeptionelle Spenderabklärung angeführt. Behandlungen mit kryokonservierten Spendersamen erhöhen nicht die Häufigkeit von Geburtsfehlern und werden somit als relativ sichere Technik der assistierten Reproduktion angesehen (Liu et al. 2016).

Kryospermadepotreservierung

Zur Erzielung einer genetisch identischen Schwangerschaft nach erfolgreicher AID-(Artificial Insemination by Donor)/heterologen/donogenen Behandlung sollte die Samenbank frühzeitig informiert werden, damit ein genügend großes Kryospermadepot des Spenders reserviert werden kann.

ICSI mit Spendersamen

Eine intrazytoplasmatische Insemination mit Spendersamen kann sinnvoll sein, wenn das Paar z. B. schon ein Kind durch Spendersamenbehandlung bekommen hat und von dem Spender nur noch geringe Restmengen Sperma kryokonserviert vorhanden sind. Für die Durchführung der heterologen ICSI werden geringere Spermamengen im Vergleich zur Insemination oder IVF benötigt (Hennebicq et al. 2018).

6.6 Zusammenfassung

Die Ergebnisse der Spendersamenbehandlung sind vom weiblichen Alter und dem Regime der Ovarstimulation abhängig. Durch Insemination wird eine kumulative altersabhängige Schwangerschaftsrate von maximal 70–80 % nach maximal 9 Inseminationszyklen erreicht.

Eine begleitende Stimulationsbehandlung ist sinnvoll. Spätestens ab dem 40. Lebensjahr ist die heterologe IVF mit Schwangerschaftsraten von bis zu 50 % zu empfehlen und der Insemination überlegen.

In Deutschland sind die Bestimmungen des Spendersamenregistergesetzes von 2018 und die Berufsordnungen der Länder-Ärztekammern zu beachten.

Behandlungen mit kryokonservierten Spendersamen erhöhen nicht die Häufigkeit von Geburtsfehlern und werden somit als sichere Technik der assistierten Reproduktion angesehen.

LITERATUR

Achard V, Perrin J, Saias-Magnan J, Noizet A, Grillo JM, Paulmyer-Lacroix O. Optimisation des résultats d'inséminations intra-utérines uniques avec sperme de donneur: bilan de quatre ans d'activité [Optimization of artificial inseminations with donor semen: a four-year experience]. Gynecologie, Obstetrique & Fertilite 2005; 33 (11): 877–883.

American Society for Reproductive Medicine. Guidelines for sperm donation. Fertil Steril 2004; 82 (Suppl 1): S9–S12.

Badawy A, Elnashar A, Eltotongy M. Effect of sperm morphology and number on success of intrauterine insemination. Fertil Steril 2009; 91 (3): 777–781.

BGH-AZXIIZR 201/13 LG Hannover – AG Hameln (2015).

Botchan A, Hauser R, Gamzu R, Yogev L, Paz G, Yavetz H. Results of 6139 artificial insemination cycles with donor spermatozoa. Human Reproduction (Oxford, England) 2001; 16 (11): 2298–2304.

Campana A, Sakkas D, Stalberg A, et al. Intrauterine insemination: evaluation of the results according to the woman's age, sperm quality, total sperm count per insemination and life table analysis. Human Reproduction (Oxford, England) 1996; 11 (4): 732–736.

De Brucker M, Haentjens P, Evenepoel J, Devroey P, Collins J, Tournaye H. Cumulative delivery rates in different age groups after artificial insemination with donor sperm. Human Reproduction (Oxford, England) 2009; 24 (8): 1891–1899.

Dickey RP, Pyrzak R, Lu PY, Taylor SN, Rye PH. Comparison of the sperm quality necessary for successful intrauterine insemination with World Health Organization threshold values for normal sperm. Fertil Steril 1999; 71 (4): 684–689.

Dong FL, Sun YP, Su YC, Guo YH, Hu LL, Wang F. Relationship between processed total motile sperm count of husband or donor semen and pregnancy outcome following intrauterine insemination. Systems Biology in Reproductive Medicine 2011; 57 (5): 251–255.

Ferrara I, Balet R, Grudzinskas JG. Intrauterine insemination with frozen donor sperm. Pregnancy outcome in relation to age and ovarian stimulation regime. Human Reproduction (Oxford, England) 2002; 17 (9): 2320–2324.

Gerkowicz SA, Crawford SB, Hipp HS, Boulet SL, Kissin DM, Kawwass JF. Assisted reproductive technology with donor sperm: national trends and perinatal outcomes. AmericanJjournal of Obstetrics and Gynecology 2018; 218 (4): 421.e1–421.e10.

Hansen KR, Peck JD, Coward RM, et al. Intrauterine insemination performance characteristics and post-processing total motile sperm count in relation to live birth for couples with unexplained infertility in a randomised, multicentre clinical trial. Human Reproduction (Oxford, England) 2020; 35 (6): 1296–1305.

Hennebicq S, Blagosklonov O, Eustache F, et al. Donor sperm insemination after failed intra-couple intracytoplasmic sperm injection. Systems Biology in Reproductive Medicine 2018; 64 (2): 130–137.

Horvath PM, Bohrer M, Shelden RM, Kemmann E. The relationship of sperm parameters to cycle fecundity in superovulated women undergoing intrauterine insemination. Fertil Steril 1989; 52 (2): 288–294.

Katzorke T. Donogene insemination. Der Gynäkologe 2007; 40 (10): 807–812.

Katzorke T. Vortrag 4. DVR-Kongress Berlin, 09.11.–12.11.2011.

Khalil MR, Rasmussen PE, Erb K, Laursen SB, Rex S, Westergaard LG. Homologous intrauterine insemination. An evaluation of prognostic factors based on a review of 2473 cycles. Acta obstetricia et gynecologica Scandinavica 2011; 80 (1): 74–81.

Liu Y, Liu XY, Wang BS, Wang BS, Xu CS, Li H. Zhonghua nan ke xue = National Journal of Andrology 2016; 22 (3): 229–232.

Merviel P, Heraud MH, Grenier N, Lourdel E, Sanguinet P, Copin H. Predictive factors for pregnancy after intrauterine insemination (IUI): an analysis of 1038 cycles and a review of the literature. Fertil Steril 2010; 93 (1): 79–88.

Miller DC, Hollenbeck BK, Smith GD, et al. Processed total motile sperm count correlates with pregnancy outcome after intrauterine insemination. Urology 2002; 60 (3): 497–501.

Monseur BC, Franasiak JM, Sun L, Scott RT Jr, Kaser DJ. Double intrauterine insemination (IUI) of no benefit over single IUI among lesbian and single women seeking to conceive. Journal of Assisted Reproduction and Genetics 2019; 36 (10): 2095–2101.

Na L, Chen Y, Zhai H, Liao A, Huang D. Effects of maternal body mass index on pregnancy outcome after 8570 artificial insemination cycles with donor's sperm. Gynecological Endocrinology : the official journal of the International Society of Gynecological Endocrinology 2018; 34 (12): 1068–1072.

Nyboe Andersen A, Erb K. Register data on assisted reproductive technology (ART) in Europe including a detailed description of ART in Denmark. International Journal of Andrology 2006; 29 (1): 12–16.

Ombelet W, Dhont N, Thijssen A, Bosmans E, Kruger T. Semen quality and prediction of IUI success in male subfertility: a systematic review. Reproductive Biomedicine Online 2014; 28 (3): 300–309.

Richter MA, Haning RV Jr, Shapiro SS. Artificial donor insemination: fresh versus frozen semen; the patient as her own control. Fertil Steril 1984; 41 (2): 277–280.

Soares SR, Cruz M, Vergara V, Requena A, García-Velasco JA. Donor IUI is equally effective for heterosexual couples, single women and lesbians, but autologous IUI does worse. Human Reproduction (Oxford, England) 2019; 34 (11): 2184–2192.

Stone BA, Vargyas JM, Ringler GE, Stein AL, Marrs RP. Determinants of the outcome of intrauterine insemination: analysis of outcomes of 9963 consecutive cycles. American Journal of Obstetrics and Gynecology 1999; 180 (6 Pt 1): 1522–1534.

Subak LL, Adamson GD, Boltz NL. Therapeutic donor insemination: a prospective randomized trial of fresh versus frozen sperm. American Journal of Obstetrics and Gynecology 1992; 166 (6 Pt 1): 1597–1606.

Thijssen A, Creemers A, Van der Elst W, et al. Predictive factors influencing pregnancy rates after intrauterine insemination with frozen donor semen: a prospective cohort study. Reproductive Biomedicine Online 2017; 34 (6): 590–597.

Van Voorhis BJ, Barnett M, Sparks AE, Syrop CH, Rosenthal G, Dawson J. Effect of the total motile sperm count on the efficacy and cost-effectiveness of intrauterine insemination and in vitro fertilization. Fertil Steril 2001; 75 (4): 661–668.

World Health Organization. WHO laboratory manual for the examination and processing of human semen – fifth. World Health Organization 2010.

Wyns C, Bergh C, Calhaz-Jorge C et al; European IVF-monitoring Consortium (EIM)‡ for the European Society of Human Reproduction and Embryology (ESHRE). ART in Europe, 2016: results generated from European registries by ESHRE. Human Reproduction Open 2020; 2020 (3), hoaa032.

Zarek SM, Hill MJ, Richter KS, et al. Single-donor and double-donor sperm intrauterine insemination cycles: does double intrauterine insemination increase clinical pregnancy rates? Fertil Steril 2014; 102 (3): 739–743.

Zuzuarregui JL, Meseguer M, Garrido N, Simón C, Pellicer A, Remohí J. Parameters affecting the results in a program of artificial insemination with donor sperm. A 12-year retrospective review of more than 1800 cycles. Journal of Assisted Reproduction and Genetics 2004; 21 (4): 109–118.

KAPITEL 7

Udo Koehler

Präimplantationsdiagnostik – Rechtliche Rahmenbedingungen und methodische Aspekte

7.1	Was ist eine Präimplantationsdiagnostik?	50
7.1.1	Rechtliche Rahmenbedingungen	50
7.1.2	PID-Zentren	50
7.1.3	Ethikkommissionen für PID	50
7.1.4	Zentralstelle für Präimplantationsdiagnostik	51
7.2	Präimplantationsdiagnostik in Deutschland - Anträge und Untersuchungen	51
7.3	Genetischer und reproduktionsmedizinischer Hintergrund	51
7.3.1	Monogen vererbte Erkrankungen	52
7.3.2	Chromosomenveränderungen	53
7.3.3	In-vitro-Fertilisation	53
7.3.4	Kosten einer PID	53
7.4	Durchführung einer Präimplantationsdiagnostik	53
7.4.1	PID für strukturelle Chromosomenveränderungen (PGT-SR)	54
7.4.2	PID für numerische Chromosomenveränderungen (PGT-A)	54
7.4.3	PID für monogene Erkrankungen (PGT-M)	55
7.4.4	Mosaike	55
7.4.5	Polkörperdiagnostik	55
7.4.6	Nichtinvasive Präimplantationsdiagnostik	55
7.5	Nutzen und Risiken einer Präimplantationsdiagnostik	56
7.6	Fazit	56

7.1 Was ist eine Präimplantationsdiagnostik?

Die Präimplantationsdiagnostik (PID) ist die genetische Untersuchung von Zellen eines Embryos vor seinem intrauterinen Transfer. Die Diagnostik kann zu unterschiedlichen Stadien der frühen Embryonalentwicklung erfolgen. Voraussetzung ist eine In-vitro-Fertilisation und die Biopsie pluripotenter Trophoblastzellen (Trophektodermbiopsie) einer Blastozyste am Tag 5 nach der Befruchtung. Die umfassende Vervielfältigung des Erbguts aus wenigen biopsierten Zellen ermöglicht die Anwendung modernster genetischer Verfahren zum Nachweis von kleinsten Chromosomen- und Genveränderungen.

Definition

Die Präimplantationsdiagnostik wird international als Preimplantation Genetic Testing (PGT) bezeichnet und in drei Anwendungsgebiete unterteilt (Zegers-Hochschild et al. 2017):
- PGT-A – Untersuchung numerischer Chromosomenveränderungen, Synonym: Preimplantation Genetic Screening (PGS)
- PGT-SR – Untersuchung struktureller Chromosomenveränderungen
- PGT-M – Untersuchung von Genveränderungen (monogene Erkrankungen)

7.1.1 Rechtliche Rahmenbedingungen

Die Präimplantationsdiagnostik ist in Deutschland seit dem 21.11.2011 durch das Präimplantationsdiagnostikgesetz (PräimpG) als § 3a Bestandteil des Embryonenschutzgesetzes (ESchG) und durch die Präimplantationsdiagnostikverordnung (PIDV) vom 21.02.2013 im Einzelnen geregelt. Sie kann durchgeführt werden, wenn eine von zwei medizinischen Indikationen vorliegt:
1. Genetische Disposition der Frau oder des Mannes, die zum hohen Risiko einer schwerwiegenden Erbkrankheit bei den Nachkommen führt
2. Hohes Risiko einer schwerwiegenden Schädigung des Embryos, die zur Tot- oder Fehlgeburt führt

Das erste Indikationskriterium umfasst die Untersuchung von Embryonen bei Anlageträgerschaften für monogen vererbte Erkrankungen (PGT-M) oder strukturelle Chromosomenveränderungen (PGT-SR), das zweite Kriterium bezieht sich auf die Untersuchung von Embryonen auf numerische Chromosomenanomalien (Aneuploidien, PGT-A).

Die organisatorischen Voraussetzungen in Zusammenhang mit einer Präimplantationsdiagnostik sind in der PIDV geregelt. Sie umfassen unter anderem:
- Die Zulassung von PID-Zentren
- Die Einrichtung und Zusammensetzung der Ethikkommissionen für Präimplantationsdiagnostik
- Die Einrichtung der Zentralstelle, der die Dokumentation von im Rahmen der Präimplantationsdiagnostik durchgeführten Maßnahmen obliegt
- Die Meldung von im Rahmen der Präimplantationsdiagnostik durchgeführten Maßnahmen

7.1.2 PID-Zentren

Ein PID-Zentrum ist die akkreditierte humangenetische Einrichtung, die mit reproduktionsmedizinischen Kinderwunschzentren kooperiert. Sie muss über die notwendigen diagnostischen, medizinischen und technischen Möglichkeiten verfügen, um eine Präimplantationsdiagnostik bei Vorliegen einer entsprechenden medizinischen Indikation durchzuführen, und zwar nach einer unabhängigen Aufklärung zu den medizinischen, psychischen und sozialen Folgen einer PID (psychosoziale Beratung) und nach zustimmender Bewertung durch eine Ethikkommission für PID. Im Jahr 2019 waren 10 PID-Zentren in Deutschland zugelassen. Eine Beschränkung der Anzahl der mit einer humangenetischen Einrichtung kooperierenden Kinderwunschzentren sieht die PIDV nicht vor, wobei die Kooperationen länderübergreifend sein können.

7.1.3 Ethikkommissionen für PID

Die Ethikkommissionen für PID setzen sich aus jeweils 8 Mitgliedern zusammen, davon 4 Sachverständige der Fachrichtung Medizin, jeweils einem Vertreter der Fachrichtungen Ethik und Recht sowie jeweils einem Vertreter der Patienteninteressen und

Tab. 7.1 Anzahl der Anträge zur Durchführung einer Präimplantationsdiagnostik in den Jahren 2015–2018 in Deutschland (ohne Berlin) (Zweiter Bericht der Bundesregierung über die Erfahrungen mit der Präimplantationsdiagnostik vom 24.01.2020)

	Anträge/Jahr	2015	2016	2017	2018
EK-Nord	Gesamt	38	20	18	12
	Bewilligt	38	19	17	12
	Abgelehnt	0	1	1	0
EK-NRW	Gesamt		5	20	21
	Bewilligt		5	20	21
	Abgelehnt		0	0	0
EK-Süd	Gesamt	9	21	49	48
	Bewilligt	9	21	49	48
	Abgelehnt	0	0	0	0
EK-Bayern	Gesamt	35	128	199	238
	Bewilligt	33	102	182	215
	Abgelehnt	2	26	17	23

Tab. 7.2 Anträge auf Durchführung einer Präimplantationsdiagnostik und durchgeführte Untersuchungen in den Jahren 2015–2018 **für ganz Deutschland** (Zweiter Bericht der Bundesregierung über die Erfahrungen mit der Präimplantationsdiagnostik vom 24.01.2020)

	2015	2016	2017	2018
Anträge	82	174	286	319
Untersuchungen	33	100	203	315

der Selbsthilfe behinderter Menschen. Sie entscheiden über die Rechtmäßigkeit der Anträge. Eine PID darf dabei nur in einem PID-Zentrum *des* Bundeslandes durchgeführt werden, in dem die zuständige Ethikkommission den Antrag zustimmend bewertete.

Übersicht der Ethikkommissionen für Präimplantationsdiagnostik in Deutschland, Stand März 2020:
- Hamburg, Ärztekammer Hamburg (EK-Nord)
- Stuttgart, Ärztekammer Baden-Württemberg (EK-Süd)
- München, Bayerisches Staatsministerium für Gesundheit und Pflege (EK-Bayern)
- Düsseldorf, Ärztekammer Nordrhein (EK-NRW)
- Berlin, Landesamt für Gesundheit und Soziales (EK-Berlin)

7.1.4 Zentralstelle für Präimplantationsdiagnostik

Die Dokumentation der Präimplantationsdiagnostik obliegt dem Paul-Ehrlich-Institut (PEI), das die in den deutschen PID-Zentren erhobenen Daten alle 4 Jahre an das Bundesministerium für Gesundheit übermittelt (Erster Bericht der Bundesregierung vom 10.12.2015, Zweiter Bericht vom 22.01.2020).

7.2 Präimplantationsdiagnostik in Deutschland – Anträge und Untersuchungen

Etwa 300 Präimplantationsdiagnostiken pro Jahr wurden zum Zeitpunkt der Gesetzesinitiative geschätzt. Diese Zahl hat sich bislang als realistisch erwiesen (➤ Tab. 7.1; ➤ Tab. 7.2; ➤ Abb. 7.1).

7.3 Genetischer und reproduktionsmedizinischer Hintergrund

Ob eine Präimplantationsdiagnostik für ein Paar durchgeführt werden kann, hängt sowohl von

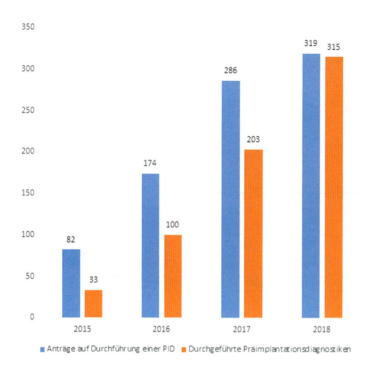

Abb. 7.1 Präimplantationsdiagnostik in Deutschland 2015–2018 (Zweiter Bericht der Bundesregierung über die Erfahrungen mit der Präimplantationsdiagnostik vom 24.01.2020) [W1131]

genetischen als auch von reproduktionsmedizinischen Faktoren ab. Die Kenntnis der in der Familie vorliegenden Gen- oder Chromosomenveränderung oder der genetischen Ursache für Fehlgeburten ist Voraussetzung für die Durchführung einer PID. Vor einer geplanten Untersuchung erfolgt eine ausführliche humangenetische Beratung, welche die zugrunde liegende genetische Veränderung prüft und das Paar darüber aufklärt, ob eine Präimplantationsdiagnostik für die spezielle Fragestellung den gesetzlichen Anforderungen entspricht und technisch mit den zur Verfügung stehenden Analysemethoden umsetzbar ist. Bestandteil der Beratung ist überdies die Erhebung der ausführlichen Familienanamnese und des Stammbaums sowie die Empfehlung einer notwendigen genetischen Diagnostik. Das Paar wird ausführlich über die Risiken und Grenzen der Diagnostik sowie über alternative Behandlungsmethoden aufgeklärt. Wichtigster Aspekt sowohl der humangenetischen als auch der reproduktionsmedizinischen Beratung ist die Aufklärung darüber, dass auch nach der Durchführung einer Präimplantationsdiagnostik das Eintreten einer Schwangerschaft und die Geburt eines Kindes nicht gesichert sind.

7.3.1 Monogen vererbte Erkrankungen

Monogen vererbte Erkrankungen beruhen auf einer krankheitsverursachenden (pathogenen) Veränderung (Mutation) eines einzigen Gens. Diesen Erkrankungen können unterschiedliche Erbgänge zugrunde liegen:

- Autosomal rezessiver Erbgang
  - Eine krankheitsverursachende (pathogene) Variante (Mutation) muss auf **beiden** Allelen des betroffenen Gens („auf beiden Chromosomen") vorliegen. Heterozygote Anlageträgerinnen und -träger (tragen nur ein verändertes Allel) sind in der Regel merkmalsfrei. Nachkommen sind formalgenetisch zu 25 % betroffen.
- Autosomal dominanter Erbgang
  - Es genügt eine pathogene Variante auf **einem** Allel zur Krankheitsausprägung. Nachkommen einer betroffenen Person erkranken formalgenetisch zu 50 %.
- X-chromosomale Erbgänge
  - Bei einem X-chromosomal rezessiven Erbgang sind Frauen meist merkmalsfreie Anlageträ-

gerinnen. Männliche Nachkommen erhalten formalgenetisch zu 50 % das veränderte X-Chromosom und sind dann in der Regel von der Erkrankung betroffen.
- Bei einem X-chromosomal dominanten Erbgang sind auch anlagetragende Frauen selbst betroffen.

7.3.2 Chromosomenveränderungen

Man unterscheidet numerische und strukturelle Chromosomenveränderungen. Numerische Veränderungen werden als Aneuploidien bezeichnet; strukturelle Veränderungen betreffen unterschiedlich große Bereiche eines Chromosoms, sie können balanciert oder unbalanciert sein. Bei einer balancierten Chromosomenveränderung ist die Gesamtheit der chromosomalen Abschnitte ausgeglichen, die Lokalisation weicht jedoch vom normalen Chromosomensatz (Karyotyp) ab. Die Mehrheit balancierter Chromosomenveränderungen sind **reziproke Translokationen** (Stückaustausche, die die Enden der beteiligten Chromosomen einschließen). **Robertson-Translokationen** bilden Fusionschromosomen aus jeweils zwei Chromosomen 13, 14, 15, 21 oder 22, was zu einer Translokationstrisomie der betroffenen Chromosomen führen kann. Seltenere Strukturanomalien sind **Inversionen** und **Insertionen** eines Chromosomenabschnitts. Merkmalsfreie Anlageträgerinnen und -träger einer balancierten Chromosomenveränderung haben ein erhöhtes Risiko für Nachkommen mit unbalanciertem Karyotyp. Die unbalancierte Vererbung einer reziproken Translokation führt zum klinisch relevanten Verlust (Deletion) und Zugewinn (Duplikation) betroffener Chromosomenabschnitte.

7.3.3 In-vitro-Fertilisation

Eine Präimplantationsdiagnostik erfordert eine In-vitro-Fertilisation. Zur Durchführung einer Präimplantationsdiagnostik werden durchschnittlich drei morphologische Embryonen benötigt, welche die morphologischen Kriterien für eine Trophektodermbiopsie und einen späteren uterinen Transfer erfüllen. Dies erfordert die Punktion einer ausreichenden Anzahl von Eizellen. Etwa nur die Hälfte bis ein Drittel der punktierten Eizellen erreicht nach der Befruchtung das Stadium der expandierten Blastozyste. Zwei verschiedene Optionen zur Gewinnung einer ausreichenden Anzahl von Eizellen werden angewendet:
1. Die hormonelle Stimulierung zur Gewinnung einer hohen Anzahl von Eizellen in **einem** Zyklus (häufig) oder
2. Mehrere natürliche Zyklen mit Sammeln einzelner Eizellen (selten).

7.3.4 Kosten einer PID

Die genetische Untersuchung im Rahmen einer Präimplantationsdiagnostik ist in Deutschland keine Leistung der gesetzlichen und privaten Krankenversicherungen. Für eine Präimplantationsdiagnostik entstehen durchschnittliche Kosten in Höhe von 2000 bis 5000 €. Die Gebühren der Ethikkommission belaufen sich auf durchschnittlich 200–1500 €.

7.4 Durchführung einer Präimplantationsdiagnostik

Voraussetzung zur Durchführung einer Präimplantationsdiagnostik ist die Bereitstellung des Untersuchungsmaterials in Form von Trophoblastzellen. Nach der Befruchtung der Eizellen, bevorzugt durch intrazytoplasmatische Spermieninjektion (ICSI), werden diese unter definierten Bedingungen in einer Nährlösung bis zum Blastozystenstadium (Tag 5 oder Tag 6) kultiviert. Mithilfe eines Laserimpulses wird eine kleine Öffnung im dem Embryoblasten gegenüberliegenden Trophoblasten (Trophektoderm) vorgenommen und einige wenige Trophoblastzellen werden entnommen (Trophektodermbiopsie). Das Biopsat wird anschließend in ein steriles Entnahmegefäß überführt, das eine für die humangenetische Analyse erforderliche Pufferlösung enthält, und bei −20 °C eingefroren.

Zur besseren Aussagekraft der späteren Untersuchung sollten idealerweise mindestens 5 bis 7 Trophoblastzellen entnommen werden. Erster Schritt zur genetischen Untersuchung sind Verfahren der umfassenden Vervielfältigung (Amplifizierung, Whole Genome Amplification, WGA) des Erbguts der Tro-

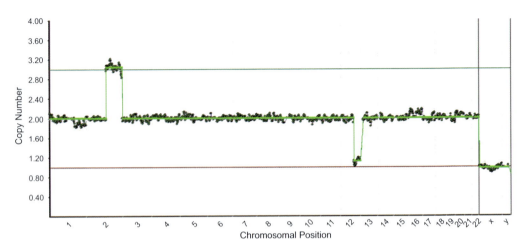

Abb. 7.2 Ergebnisdarstellung einer PID aufgrund reziproker Translokation [M1045]

phoblasten. Abhängig von der Fragestellung werden in einem zweiten Schritt unterschiedliche Analyseverfahren durchgeführt (Auswahl):
- Präimplantationsdiagnostik für chromosomale Veränderungen (PGT-A, PGT-SR):
  - Next-Generation Sequencing (NGS)
  - Vergleichende Genomhybridisierung mittels Microarray (Array-CGH)
  - Single Nucleotide Polymorphism (SNP)-Microarrays
- Präimplantationsdiagnostik für monogene Erkrankungen (PGT-M):
  - Single Nucleotide Polymorphism (SNP)-Microarrays (Karyomapping, Handyside et. al 2010)
  - Next-Generation Sequencing (NGS)
  - Direkter Mutationsnachweis mittels Sequenzanalyse

Der Embryo selbst wird nach der Biopsie mit einem speziellen Verfahren eingefroren (kryokonserviert, vitrifiziert). Nach abgeschlossener genetischer Analyse wird ein nicht betroffener Embryo aufgetaut und der Frau übertragen, wobei der Transfer nur eines einzigen Embryos angestrebt wird, um Mehrlingsschwangerschaften zu vermeiden.

7.4.1 PID für strukturelle Chromosomenveränderungen (PGT-SR)

Sowohl Next-Generation Sequencing als auch Microarrays sind geeignet, unbalancierte Chromosomenaberrationen nachzuweisen. Die diagnostische Auflösung beider Verfahren beträgt etwa 5–7 Millionen (5–7 Megabasen, Mb) Bausteine eines chromosomalen Bereichs. Sie liefern nicht nur ein Ergebnis zu den für die Fragestellung relevanten Chromosomenabschnitten, sondern können auch Fehlverteilungen aller Chromosomen feststellen (➤ Abb. 7.2). Die Auflösung der Analyseverfahren kann für bestimmte Chromosomenaberrationen zu niedrig sein. Sollte in Voruntersuchungen nicht ermittelt werden können, ob die Größe beider betroffener Chromosomenabschnitte kleiner als die Auflösungsgrenze der verwendeten Untersuchungsmethode ist, kann eine PID aus technischen Gründen unter Umständen nicht durchgeführt werden. In diesen Fällen kann eine Fluoreszenz-in-situ-Hybridisierung (FISH-Analyse) angewendet werden, die jedoch kein Standardverfahren mehr im Rahmen einer PID ist.

7.4.2 PID für numerische Chromosomenveränderungen (PGT-A)

Diese Untersuchung, auch als Aneuploidieuntersuchung oder Aneuploidiescreening bezeichnet, wird durchgeführt, wenn ein hohes Risiko für eine Schwangerschaft besteht, die mit hoher Wahrscheinlichkeit zu einer Tot- oder Fehlgeburt führt. Voraussetzung für die Durchführung dieser Untersuchung ist ein im Vergleich zu gleichaltrigen Frauen erhöhtes Risiko für Nachkommen mit einer numerischen Chromosomenfehlverteilung, z. B. aufgrund einer Auffälligkeit in einer vorangegangen Schwangerschaft oder aufgrund einer nicht geklärten Ursache wiederholter Fehlgeburten. Technisch unterscheidet sich diese Präimplantationsdiagnostik nicht von derjenigen für strukturelle Chromosomenveränderungen.

7.4.3 PID für monogene Erkrankungen (PGT-M)

Bei einer Präimplantationsdiagnostik für monogen vererbte Erkrankungen wird das betroffene Gen mittels Mutationsanalyse selbst untersucht (direkte Analyse), gleichzeitig erfolgt die Untersuchung der das Gen umgebenden (flankierenden) DNA-Abschnitte (indirekte Analyse). Dies wird als Haplotypenanalyse bezeichnet, wobei als Haplotyp der DNA-Abschnitt bezeichnet wird, der zweifelsfrei einem der beiden Eltern zugeordnet werden kann. Dafür müssen in einer Voruntersuchung das Paar selbst und ein weiteres Familienmitglied, in der Regel ein betroffenes Kind, in die Analyse einbezogen werden. In der Trophektodermprobe kann dann das Chromosom ermittelt werden, das den krankheitsverursachen Genabschnitt trägt. Bei rezessiv vererbter Erkrankung ist der Embryo betroffen, wenn beide veränderte Genabschnitte nachgewiesen werden, bei dominant vererbter Erkrankung reicht ein veränderter Genabschnitt. Ist der Erbgang rezessiv und trägt der Embryo nur einen veränderten Genabschnitt, ist er wie das Elternteil Anlageträger für die Erkrankung.

7.4.4 Mosaike

Die im Rahmen einer PID untersuchten Zellen sind Trophoblasten, die sich nach der Übertragung in den Uterus zum embryonalen Teil der Plazenta entwickeln. Zellen des Embryoblasten, der sich zum Fetus entwickelt, werden selbst nicht untersucht. Vergleichsstudien ergaben eine hohe Konkordanz des Karyotyps der Trophektodermprobe und dem des Embryoblasten (Victor et al. 2019). Next-Generation-Sequencing-Verfahren können im Gegensatz zur Array-CGH die Anzahl einzelner Chromosomen in der untersuchten Probe genauer bestimmen. Dabei kann ein Ergebnis erhalten werden, das nicht zwei (Normalverteilung), eine (Monosomie) oder drei (Trisomie) Kopien eines Chromosoms nachweist, sondern einen Wert dazwischen. Dies wird als Mosaikbefund bezeichnet und bedeutet, dass in der untersuchten Probe Zellen mit unauffälligem Karyotyp neben Zellen mit auffälligem Karyotyp vorliegen. Je früher in der Embryonalentwicklung eine Fehlverteilung der Chromosomen stattfindet, umso höher ist dabei der Anteil chromosomal veränderter Zellen. Je mehr Trophoblastenzellen biopsiert werden, umso genauer kann das Mosaikverhältnis in der untersuchten TE-Probe bestimmt werden. Ein Positionspapier der Internationalen Gesellschaft für Präimplantationsdiagnostik (PGDIS) fasst den derzeitigen Kenntnisstand zu Mosaiken zusammen (Cram et al. 2019). Ein Transfer solcher Embryonen kann zu einer Schwangerschaft mit einem chromosomal unauffälligen Kind führen, die Fehlgeburtsrate ist jedoch erhöht.

7.4.5 Polkörperdiagnostik

Aufgrund der gesetzlichen Vorgaben besteht für einige genetische Erkrankungen keine Aussicht auf eine positive Bewertung der Ethikkommission. Diesen Frauen kann die Untersuchung der Polkörper angeboten werden. Bei der Polkörperdiagnostik werden die beiden Polkörper einer Eizelle untersucht, die sich während der Reifeteilung bilden und unmittelbar nach einer ICSI biopsiert werden. Die Untersuchung des Erbguts der Polkörper ergibt indirekt einen Rückschluss auf das Erbgut der Eizelle. Die Untersuchung unterliegt keiner rechtlichen Reglementierung durch das Embryonenschutzgesetz und ist insbesondere für mütterlich vererbte monogene Erkrankungen eine Alternative zur PID. Zur Untersuchung numerischer Chromosomenveränderungen wird eine Polkörperdiagnostik aufgrund des nicht erwiesenen Nutzens nicht empfohlen (Verpoest et al. 2018).

7.4.6 Nichtinvasive Präimplantationsdiagnostik

Bei einer nichtinvasiven Präimplantationsdiagnostik werden nicht **Zellen** eines Embryos untersucht, sondern **zellfreie DNA,** die entweder in die Blastozystenhöhle (Blastocoelflüssigkeit) oder in die

Nährlösung der Blastozystenkultur sezerniert wird. Analog zum nichtinvasiven Pränataltest (NIPT) aus dem Blut der Schwangeren spricht man dann von nichtinvasiver Präimplantationsdiagnostik (NIPGT). Die Gewinnung des Untersuchungsmaterials ist dabei wesentlich atraumatischer als bei der Trophektodermbiopsie, da der Blastozyste keine Zellen entnommen werden müssen. Der Vorteil der NIPGT besteht darin, dass die untersuchte DNA sowohl von Zellen des Trophoblasten als auch von Zellen des Embryoblasten sezerniert wird, sodass das Ergebnis auch direkt eine Aussage zum Erbgut des Embryoblasten und damit des späteren Fetus zulässt.

7.5 Nutzen und Risiken einer Präimplantationsdiagnostik

Die Präimplantationsdiagnostik hat zum Ziel, mit genetischen Analyseverfahren Embryonen auszuwählen, die keinen Gendefekt aufweisen, der zu der in einer Familie manifesten Erkrankung führt (PGT-M), oder die keine unbalancierte strukturelle Chromosomenveränderung tragen (PGT-SR). Dies ist die Präimplantationsdiagnostik im ursprünglichen Sinn mit dem Ziel, bei genetischer Disposition eines Paares eine Schwangerschaft mit einem betroffenen Embryo zu vermeiden. Der Nutzen dieser Diagnostik ist unumstritten. Dagegen wird der Nutzen einer Präimplantationsdiagnostik für numerische Chromosomenanomalien (PGT-A) kontrovers diskutiert. Diese Untersuchung wird zur Selektion von Embryonen durchgeführt, um bei positiver Anamnese das Risiko von Fehl- oder Totgeburten zu minimieren. International wird diese Untersuchung auch ohne nachgewiesene Risikoerhöhung mit dem Ziel des schnelleren Herbeiführens einer Schwangerschaft durchgeführt. Ein Nutzen der PGT-A ist aber nur bei über 35-jährigen Frauen festzustellen, über alle Altersgruppen gemittelt ist ein positiver Effekt der PID derzeit nicht nachzuweisen (Munne et al. 2019). Generell ist festzuhalten, dass auch eine Präimplantationsdiagnostik die Herbeiführung einer Schwangerschaft und die Geburt eines Kindes nicht garantieren kann. Die methodisch bedingte Fehlerrate einer Präimplantationsdiagnostik wird mit bis zu 5 % angegeben.

7.6 Fazit

Die Präimplantationsdiagnostik ist eine etablierte Technologie im Rahmen der assistierten Reproduktion. Seit 2014 liegen auch in Deutschland die gesetzlich geregelten Voraussetzungen vor, eine PID nach Trophektodermbiopsie in PID-Zentren durchzuführen. Die geschätzten Fallzahlen von etwa 300 Fällen pro Jahr haben sich bislang als realistisch erwiesen. Bis zur letzten Datensammlung wurden bis 2018 in keinem Jahr mehr als 319 Anträge gestellt. Die Analysemethoden sowohl für monogen vererbte Erkrankungen als auch für Chromosomenaberrationen entsprechen dem neuesten Stand genetischer Labordiagnostik, sodass für nahezu jede Fragestellung eine Präimplantationsdiagnostik durchgeführt werden kann. Die Mehrheit der Präimplantationsdiagnostiken in Deutschland entfällt auf die Indikation einer familiären Disposition für eine monogene Erkrankung oder Chromosomenanomalie. Eine Präimplantationsdiagnostik mit dem alleinigen Ziel einer Untersuchung der Chromosomenzahl führt nach derzeitiger Datenlage nur bei Frauen in der Altersgruppe über 35 Jahre zu einer schnelleren Herbeiführung einer Schwangerschaft. In naher Zukunft könnte eine nichtinvasive Präimplantationsdiagnostik mit Untersuchung der Blastocoelflüssigkeit oder der Blastozystennährlösung eine genetische Untersuchung embryonaler Zellen ermöglichen.

LITERATUR
Cram DS, Leigh D, Handyside A, et al. PGDIS position statement on the transfer of mosaic embryos 2019. Reprod Biomed Online 2019; 39 (Suppl 1): e1–e4.

Handyside AH, Harton GL, Mariani B, et al. Karyomapping: a universal method for genome wide analysis of genetic disease based on mapping crossovers between parental haplotypes. Med Genet 2010; 47 (10): 651–658.

Munné S, Kaplan B, Frattarelli JL, et al. Preimplantation genetic testing for aneuploidy versus morphology as selection criteria for single frozen-thawed embryo transfer in good-prognosis patients: a multicenter randomized clinical trial. Fertil Steril 2019; 112 (6): 1071–1079.

Verpoest W, Staessen C, Bossuyt PM et al. Preimplantation genetic testing for aneuploidy by microarray analysis of polar bodies in advanced maternal age: a randomized clinical trial. Hum Reprod 2018; 33 (9): 1767–1776.

Victor AR, Griffin DK, Brake AJ, et al. Assessment of aneuploidy concordance between clinical trophectoderm biopsy and blastocyst. Hum Reprod 2019; 34 (1): 181–192.

Zegers-Hochschild F, Adamson GD, Dyer S, et al. The international glossary on infertility and fertility care, 2017. Fertil Steril 2017; 108 (3): 393–406.

Zweiter Bericht der Bundesregierung über die Erfahrungen mit der Präimplantationsdiagnostik vom 24.01.2020. Bundestagsdrucksache 19/16925.

KAPITEL 8

Wolfgang Würfel und Claudia Santjohanser

Was hat das Alter der Erstgebärenden für Auswirkungen?

8.1	Einige Fakten zur humanen Reproduktion	60
8.1.1	Alterungsprozess der Eizellen	60
8.1.2	Das Aufbrauchen des Eizellpools – Menopause	60
8.1.3	Ein weiteres Problem: das Altern der Mitochondrien	61
8.2	Einige wichtige Variablen der ovariellen Funktion und der Fertilität	62
8.3	Natürliche Konzeptionschancen – leichte hormonelle Stimulation – Insemination	62
8.3.1	Künstliche Befruchtung (IVF, ICSI)	63
8.3.2	Schwangerschafts- und Geburtsraten sowie Abortrisiko in Abhängigkeit vom Lebensalter	64
8.3.3	Aneuploidiescreening	65
8.3.4	Risiken	65
8.4	Fazit	68

8.1 Einige Fakten zur humanen Reproduktion

8.1.1 Alterungsprozess der Eizellen

Für die Fertilität einer Frau spielt der Alterungsprozess der Eizellen eine zentrale Rolle. Anders als beim Mann, bei dem sich Spermien fortlaufend bilden, werden die Oozyten einmalig – nämlich im 3. Embryonalmonat – angelegt. Man geht von etwa 6–7 Mio. aus. Mit dem Eintritt ovulatorischer Zyklen ist diese Anzahl bereits auf etwa $\frac{1}{10}$ abgesunken, also etwa 600.000–700.000. Hierbei gibt es z. T. große Variationen (Findlay et al. 2015) und dennoch bleibt festzuhalten, dass mit Eintritt der reproduktiven Phase der überwiegende Teil der angelegten Oozyten degeneriert bzw. atretisch geworden ist. Zwar gibt es Berichte über die Existenz ovarieller Stammzellen und damit eine De-novo-Synthese von Eizellen, doch wirklich belegt ist das bislang nicht; zudem ist davon auszugehen, dass eine solche De-novo-Synthese, so sie denn existiert, nur von marginaler Bedeutung wäre.

Im Vergleich mit anderen Säugetierspezies tritt der Mensch also erst sehr spät in die reproduktive Phase ein. Legt man die derzeitige Lebenserwartung von Frauen in Deutschland zugrunde, so hat z. B. eine 20-jährige Frau bereits knapp 25 % ihrer Lebenszeit hinter sich, eine 40-jährige knapp 50 %. Bei praktisch allen anderen Säugetierspezies ist dies anders (Walker und Herndon 2008). Hier beginnt die reproduktive Phase bereits nach circa 1–5 % der Lebenszeit, mit der Konsequenz, dass die Eizellen hier deutlich jünger sind.

Zusammenfassend lässt sich also festhalten, dass beim Menschen der einmal angelegte Eizellpool mit Beginn der reproduktiven Phase weitgehend nicht mehr existiert und die verbliebenen Eizellen – im Vergleich zu anderen Säugetierspezies – bereits deutlich vorgealtert sind. Dies erklärt, warum beim Menschen keine 100-prozentige Konzeptionswahrscheinlich pro Zyklus besteht. Dies ist wiederum bei den meisten Säugetierspezies anders, wo die Konzeptionsraten pro Zyklus (Östrus/Brunft) meist diese Zahl erreichen.

Um diesen Nachteil auszugleichen, darf mit gutem Grund vermutet werden, dass beim Menschen deshalb eine fortlaufende Fortpflanzungsfähigkeit besteht, sich also Zyklus an Zyklus reiht. Das addiert sich üblicherweise auf 13 Zyklen pro Jahr (bei Zyklusintervallen von 28 Tagen) und damit 13 Konzeptionschancen. Das ist bei den meisten Säugetierspezies anders: Hier beschränkt sich die Fortpflanzungsmöglichkeit oft auf nur 1–2 Zyklen (Brunftzeiten). Hierdurch ergibt sich allerdings auch, dass wir Menschen uns durchgehend sexuell wahrnehmen, was bei den Tieren so nicht der Fall ist.

8.1.2 Das Aufbrauchen des Eizellpools – Menopause

Bei einer jungen Frau werden pro Zyklus etwa 1.500–2.000 Oozyten mobilisiert, mit dem Älterwerden zusehends weniger. Hieraus ergibt sich, dass sich die ovarielle Reserve nach ca. 300–350 ovulatorischen Zyklen dem Ende zuneigt und damit die Menopause eintritt.

Über die Ursachen und auch die Bedeutung der Menopause beim Menschen ist viel gemutmaßt und spekuliert worden. Physiologisch betrachtet ist sie die unabdingbare Konsequenz
- aus dem (sehr) späten Eintritt in die reproduktive Phase,
- dem damit bereits massiv reduzierten Eizellpool,
- den vorgealterten Eizellen und der damit verbundenen deutlichen Steigerung der Anzahl reproduktiver Zyklen.

Die Menopause ist freilich nicht auf den Menschen beschränkt, sie tritt auch bei einigen Wal- und Makakenspezies auf (Findlay et al. 2015), also Tierspezies, deren Fertilitätseintritt und Lebenserwartung durchaus Ähnlichkeiten mit uns aufweisen. Und selbst bei Haus- und Zuchttieren mit ihrer mittlerweile massiv angestiegenen Lebenserwartung lässt so etwas wie ein Sistieren der Fortpflanzungsfähigkeit im Einzelfall beobachten.

Zentralnervös ist die Menopause offenbar nicht vorprogrammiert. Bekanntermaßen versucht die Hypophyse, mit und nach dem Erlöschen der ovariellen Funktionen oft über Jahre hinweg gegenzusteuern, nämlich mit einer ultrahohen Freisetzung von FSH (follikelstimulierendem Hormon).

Ein Hauptproblem: der alternde Spindelapparat in der Zelle

Eizellen liegen, anders als Spermien, mit keinem einfachen haploiden, sondern einem diploiden

Chromosomensatz vor (46,XX). Vermutlich ist dieser vollständige Chromosomensatz notwendig, um bei dieser großen, eigentlich der größten Einzelzelle des (weiblichen) Organismus Stoffwechsel und Regulation über die Jahrzehnte hinweg zu gewährleisten. Die Einleitung der Meiose, also der Reifeteilung, erfolgt erst mit dem LH-Anstieg (luteinisierendes Hormon), wodurch in der Folge eine (theoretische) Aufteilung auf 23 Chromosomen in Eizelle einerseits und Polkörper andererseits erfolgt.

Wie die Eizelle selbst, so unterliegt auch der Spindelapparat einem Alterungsprozess. Dies führt dazu, dass zunehmend Fehlverteilungen der Chromosomen erfolgen, also mature (reife) Oozyten mit einem Chromosomensatz entstehen, der von einem euploiden mit 23 Chromosomen abweicht (Gnoth 2020). Und der Prozentsatz aneuploider Eizellen ist beträchtlich: Er liegt bei einer Frau mit 40 Jahren bei ca. 50–60 %, bei einer Frau mit 45 Jahren bei ca. 90 % (MacLennan et al. 2015). Und selbst bei jungen Frauen ist der Alterungsprozess des Spindelapparates bereits evident, sodass z. B. bei einer 20-Jährigen auch schon mit etwa 10–20 % aneuploiden Eizellen zu rechnen ist (Cimadomo et al. 2018).

Aneuploide Eizellen „von Haus aus" sind also eher eine Rarität; die hohe Aneuploidierate entsteht erst mit den Reifeteilungen und hier durch Fehlfunktionen des (alternden) Spindelapparates. Die chromosomalen Fehlverteilungen sind freilich der Hauptgrund für die ansteigende Aneuploidierate der daraus gezeugten Embryonen/Feten, was wiederum zur Konsequenz hat, dass mit zunehmenden Alter der Frau die Schwangerschaftsraten sinken und die Abortraten ansteigen, besonders deutlich nach dem 40. Lebensjahr.

Beschrieben ist der Transfer des Spindelapparates, z. B. von jüngeren heterologen Oozyten (Zhang et al. 2017). Hierzu fehlen freilich größere Untersuchungen, sodass diese Methode, so einleuchtend sie auch sein mag, derzeit als episodisch anzusehen ist.

8.1.3 Ein weiteres Problem: das Altern der Mitochondrien

Unzweifelhaft ist die genetische Ausstattung eines Embryos ein wesentlicher Faktor für das Gelingen einer Implantation bzw. einer Schwangerschaft. Zu berücksichtigen ist aber auch, dass die exponentiell, also geradezu explosiv ansteigende Zellteilungsaktivität ein Prozess ist, der in einem hohen Maße energieverbrauchend ist. Und das lenkt den Blick auf die Mitochondrien als hauptsächlichen Bereitsteller der zellulären Energieversorgung.

Mitochondrien sind intrazelluläre Einschlusskörper mit einer eigenen DNA (mtDNA), grundsätzlich maternaler und nicht paternaler Herkunft (wovon es eventuell im Einzelfall Ausnahmen geben könnte; Balciuniene und Balciunas 2018). Diese DNA kann zwischen den einzelnen Mitochondrien unterschiedlich sein (Woods et al. 2018) und ist auch kein Teilausschnitt der nukleären DNA. Dennoch scheinen, so neuere Untersuchungen, mitochondriale und nukleäre DNA in einer gewissen Kommunikation zu stehen (Balciuniene und Balciunas 2018). Nach derzeitigem Kenntnisstand codiert die mitochondriale DNA für 13 verschiedene Proteine (Länge 16,5 kD; Zhang et al. 2017). Auch in den Polkörpern finden sich Mitochondrien, die sich von denen der Eizelle nicht unterscheiden (Wu et al. 2017).

Mitochondrien zeichnen v. a. für Sauerstoff-basierte Energieversorgung verantwortlich (ADP/ATP), sind allerdings auch (mit-)regulierend beim Aminosäure- und Fettsäuremetabolismus sowie der Apoptose bzw. deren Prävention (Sun et al. 2016; Kim und Seli 2019). Es ist davon auszugehen, dass Mitochondrien auch einem Alterungsprozess unterliegen (Sun et al. 2016; Zhang et al. 2017; Labarta et al. 2019). Bislang besteht jedoch keine Einigkeit, woran dieser genau festzumachen ist (Sun et al. 2016). So wird z. B. angenommen, dass das Ansteigen der intrazellulären Mitochondrienkonzentration eine Art Kompensationsmechanismus bei zunehmender „Mitochondrieninsuffizienz" darstellt. Postuliert wird auch eine Zunahme der Mutationen der DNA mit zunehmendem Alter (auch als Ursache ansteigender Mitochondrienkonzentrationen; Woods et al. 2017; Kim und Seli 2019).

Hierbei sollen auch chronische Entzündungen (Sun et al. 2016) und der „oxidative Stress" eine Rolle spielen, dessenthalben es z. B. Empfehlungen zur Medikation mit Ubichinon (Hernández-Camacho et al. 2018) oder Melatonin (Tan et al. 2016) gibt.

Obwohl also noch kein Einvernehmen bezüglich zuverlässiger Marker des mitochondrialen Alterns besteht, sind verschiedene Verfahren der „Verjüngung des Mitochondrienpools" beschrieben, sei es durch intrazelluläre Injektion eigener Mitochondrien (aus Keimzelllinien oder Polkörpern; „autolog"; Wu et al. 2017) oder aus heterologen, meist jüngeren Zellen (wegen der Gefahr der Heteroplasmie weitgehend verlassen; Labarta et al. 2019). Auch wenn es bereits für die einzelnen Verfahren durchaus ermutigende Mitteilungen gibt, so fehlen bislang größere randomisierte (Doppelblind-)Studien, sodass man diese „Augmentation" derzeit noch als experimentell einstufen muss und damit unklar ist, ob sie die darin gesetzten Hoffnungen zu erfüllen vermag (Labarta et al. 2019).

8.2 Einige wichtige Variablen der ovariellen Funktion und der Fertilität

Der Eintritt der Menopause steht offenbar in einem engen Zusammenhang mit der Parität. Die überwiegende Zahl der Untersuchungen zeigt, dass Schwangerschaften mit einer nachfolgenden Geburt die Menopause in ein höheres Lebensalter verlegen (Gold 2011; Mishra et al. 2017). In der Schwangerschaft verharrt der Eierstock in einer Art Ruhezustand, womit mindestens über 8 Monate hinweg keine ovulatorischen Zyklen auftreten und Eizellen gewissermaßen „eingespart" werden.

Hormonelle, v. a. orale Kontrazeption (OK) ist wohl auch in der Lage, die Menopause in ein höheres Alter zu verschieben, so zumindest die überwiegende Studienlage. Dies ist in gewisser Weise erstaunlich, da bekanntermaßen unter OK sehr wohl ovarielle Zyklen ablaufen, wenngleich korrumpierte (Gold 2011).

Definitiv keine Zyklen laufen bei längerer Anwendung von GnRH-Analoga ab. Bislang existieren keine validen Daten, ob eine längerfristige Applikation (wie z. B. beim Mammakarzinom) auch zu einer Verschiebung der Menopause führen kann. Theoretisch ist das anzunehmen, da GnRH-Analoga z. B. in der Lage sind, den Eintritt der Pubertät zu verzögern.

Umgekehrt ist davon auszugehen, dass eine frühe Menarche, ein niedriger sozioökonomischer Status ebenso wie längerfristiger Nikotinabusus zu einer früheren Menopause führen; bei einem hohen BMI ist das nicht sicher nachgewiesen, ebenso wenig, dass ethnische Unterschiede bestehen und dass ein Zusammenhang mit körperlicher Aktivität oder mit bestimmten Diäten existiert (MacLennan et al. 2015; Mishra et al. 2017). In der Diskussion stehen genetische (familiäre) Faktoren, doch ist deren Bedeutung bislang v. a. für die prämature Menopause belegt.

In jeder Schwangerschaft bilden sich auf den einzelnen Ebenen des Immunsystems (T-Zellen, B-Zellen, auch NK[natürliche Killer]-Zellen) Gedächtniszellen (Memory Cells") aus (Kieffer et al. 2019; Peterson et al. 2020). Sie stellen eine Art „immunologisches Gedächtnis" (Rowe et al. 2012) dar, das sich begünstigend auf den Eintritt einer erneuten Schwangerschaft auswirkt (Chandra et al. 2013). Aus Familien mit vielen Kindern (wie früher meist üblich) wissen wir, dass Frauen nach mehreren Geburten auch noch mit über 50 Jahren konzipieren können. Zugleich zeigt sich, dass die Abstände zwischen den Schwangerschaften eher immer kürzer wurden, obwohl das ansteigende Lebensalter der Frauen eigentlich das Gegenteil nahelegt (Gnoth 2020).

Insofern müssen (eine) vorangegangene Schwangerschaft/en mit Geburt/en als günstiger Prädispositionsfaktor für eine erneute Schwangerschaft angesehen werden oder anders formuliert: Primi- oder Multiparae haben eine günstigere Prognose, schwanger zu werden, als Nulliparae, was sich besonders bei über 40-Jährigen niederschlägt und hier wiederum bei den Ergebnissen von ART-Behandlungen (assistierte Reproduktionstechniken).

Auch vorangegangene Abortivschwangerschaften haben wohl einen gewissen prägenden Einfluss, doch ist dieser eher gering. Das hat v. a. damit zu tun, dass sich Gedächtniszellen im Wesentlichen erst im 2. Trimenon ausbilden (Peterson et al. 2020). ➤ Abb. 8.1 zeigt exemplarisch die altersabhängige „natürliche Geburtsrate" anhand historischer Populationen.

8.3 Natürliche Konzeptionschancen – leichte hormonelle Stimulation – Insemination

Neben nachlassender ovarieller Reserve können neu auftretende Erkrankungen wie Infektionen von Endometrium und Eileitern, Endometriose, uterine Myome

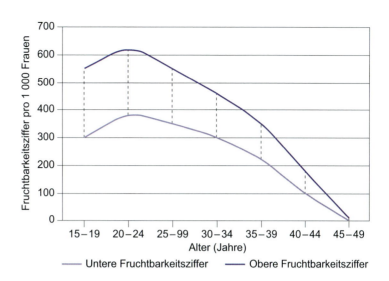

Abb. 8.1 Natürliche altersspezifische Fruchtbarkeitsziffern (Zahl der Lebendgeburten pro 1000 Frauen gleichen Alters), ermittelt aus Literaturdaten für historische Populationen (Hunsrück, Schwäbische Alb, andere europäische und nordamerikanischer Regionen) zwischen 1600 und 1950. Die untere Fruchtbarkeitsziffer zeigt den niedrigsten, die oberste Ziffer den höchsten gefunden/ermittelten Wert in Bezug auf das jeweilige Lebensalter der Frau. (modifiziert nach Gnoth 2020) [M1046/ L143]

und Autoimmun-, Stoffwechsel-, Herz-Kreislauf- oder onkologische Erkrankungen sowie toxische Einflüsse (z. B. Nikotin) das Fertilitätspotenzial zusätzlich beeinträchtigen. In der Beratungssituation von Frauen um die 40 Jahre ist es wichtig, das begrenzt zur Verfügung stehende „reproduktive Zeitfenster" optimal zu nutzen. Beide Partner sollen zügig auf mögliche fertilitätseinschränkende Faktoren untersucht werden. Therapieziel ist die baldige Geburt eines möglichst gesunden Kindes. Zu berücksichtigen sind dabei sowohl die altersabhängige Abortrate, die überwiegend, aber nicht ausschließlich chromosomal bedingt ist, als auch das erhöhte Risiko eines terminnahen intrauterinen Fruchttodes (Diedrich et al. 2018; Deutsches IVF-Register 2019; Gnoth 2020; Kupka 2020; Schmutzler und Strowitzki 2020; Tallarek und Stepan 2020).

Relativ gute Erfolgsaussichten haben Frauen trotz eines Alters um die 40, wenn die Sterilitätsdauer kurz, der Menstruationszyklus regelmäßig und nicht verkürzt ist und idealerweise bereits unkomplizierte Schwangerschaften ausgetragen wurden sowie zusätzliche fertilitätseinschränkende Faktoren auch beim Partner fehlen. Unter diesen Voraussetzungen kann für einige Zyklen eine Spontankonzeption, eventuell in VZO (Verkehr zum Ovulationsoptimum) – oder IUI-Zyklen (intrauterine Insemination) angestrebt werden. Zur Abschätzung der Eizellreserve dienen der „Antral Follicle Count" (AFC), der die Zahl der vaginalsonografisch sichtbaren antralen Follikel der frühen Follikelphase angibt, und das AMH (Anti-Müller-Hormon), gebildet in den Granulosazellen der Primärfollikel, das unabhängig von Untersucher, Gerät und Zyklustag mit der verbliebenen ovariellen Reserve korreliert (Nawroth et al. 2013).

Zwischen AMH und antraler Follikeldichte lässt sich eine enge Korrelation in histologischen Schnitten nachweisen. Das AMH gilt als bester Parameter für die Stimulationsdosis bei ART, nicht jedoch zur Bestimmung der absoluten Eizellreserve und zur Voraussage des Menopauseneintritts (Nawroth et al. 2013).

Wenn auch das weibliche Alter der mit Abstand wichtigste Prognosefaktor ist, so ist die männliche Fertilität nicht gänzlich altersunabhängig. Die Inzidenz an Erektionsstörungen nimmt zu (Coward et al. 2019). Frauen zwischen 35–39 Jahren haben mit einem gleichaltrigen Partner eine signifikant höhere Spontankonzeptionswahrscheinlichkeit verglichen mit Gleichaltrigen mit einem um 5 Jahre älteren Partner (Dunson et al. 2002). Steigendes Lebensalter des Vaters führt bei den Kindern vermehrt zu De-novo-Mutationen (Crosnoe und Kim 2013).

8.3.1 Künstliche Befruchtung (IVF, ICSI)

Laut D·I·R (Deutsches IVF-Register) stieg das mittlere Alter bei ART-Zyklen seit 1997 um circa 3 Jahre auf aktuell 35,2 Jahre bei Frauen respektive 38,4 Jahre bei Männern (Deutsches IVF-Register 2019).

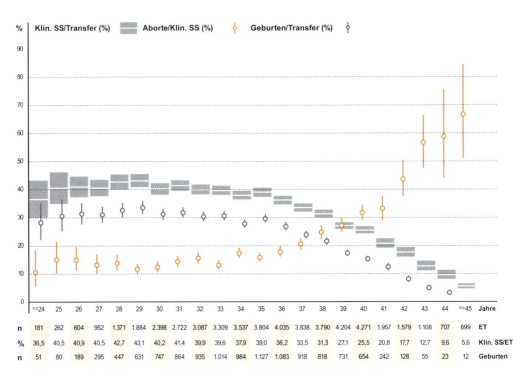

Abb. 8.2 Klinische Schwangerschafts- und Geburtsrate pro Embryotransfer und Abortrate pro klinischer Schwangerschaft in Abhängigkeit vom Lebensalter der Frau nach IVF, ICSI und IVF/ICSI für 2017 (95 % KI; prospektive Daten Deutsches IVF-Register 2019) [F949-004]

8.3.2 Schwangerschafts- und Geburtsraten sowie Abortrisiko in Abhängigkeit vom Lebensalter

Die klassische IVF/ICSI-Therapie mit hormoneller Stimulation zielt darauf ab, die zyklusabhängige Oozytenkohorte optimal zu nutzen, indem nicht nur 1–2 Eizellen pro Zyklus, sondern idealerweise 6–15 Eizellen fertilisiert werden (Ji et al. 2013; Diedrich et al. 2018), um zumindest bei günstiger ovarieller Reaktion und Fertilisationsrate die Folgen des ovariellen Alterns teilweise zu kompensieren. Bei Frauen im Alter von 40–45 Jahren werden im Schnitt 8,5 bis 4,2 Eizellen pro Follikelpunktion gewonnen, bei einer Befruchtungsrate von 56,3 bzw. 66,0 % für IVF respektive ICSI.

➤ Abb. 8.2 zeigt anschaulich die mit zunehmendem Lebensalter abnehmende klinische Schwangerschafts- und Geburtsrate pro Transfer bei gleichzeitig dramatisch ansteigender Abortrate: Während bis zum 36. Lebensjahr eine Schwangerschafts- und Geburtsrate von 39 bzw. 29,7 % erreicht wird, liegen bei 40-Jährigen die entsprechenden Raten noch bei 25,5 respektive bei 15,3 % pro Transfer; bei ≥ 45-Jährigen nur noch bei 5,6 respektive 1,7 % Lebendgeburtsrate (Diedrich et al. 2018; Deutsches IVF-Register 2019).

8.3.3 Aneuploidiescreening

Die Aneuploidierate der Oozyten wird mit modernen Analysetechniken (NGS, Array-CGH) auf 30–70 % geschätzt, mit exponentiellem Anstieg bei Frauen > 38 Jahren. Sie gilt als Hauptursache für Implantationsversagen und Frühaborte. Durch Aneuploidiescreening der Eizelle mittels Polkörperdiagnostik (PKD; in D möglich ohne Votum der Ethikkommission) oder des Embryos mittels Präimplantationsdiagnostik (PID; PGT-A = Preimplantation Genetic Testing for Aneuploidy; in D nur nach positivem Votum der Ethikkommission zulässig) hoffte man, die Geburtsrate vor allem bei älteren Frauen signifikant steigern und die Abortrate drastisch senken zu können. Entgegen dieser Erwartungen hat die ES-TEEM-Studie (Tan et al. 2016), die größte randomisierte Multicenter-Studie zum Aneuploidiescreening von Oozyten mittels PKD bei Frauen zwischen 36–40 Jahren, keine Steigerung der Lebendgeburtsrate bei signifikant verringerter Abortrate ergeben.

Unter rein wirtschaftlichen Aspekten ergibt das Aneuploidiescreening sogar deutliche Nachteile für betroffene Paare unabhängig vom Versicherungsstatus (Neumann und Griesinger 2020). Insbesondere in Bezug auf die Geburtsrate sind auch die internationalen Ergebnisse der PGT-A-Studien uneinheitlich und werden kontrovers diskutiert (➤ Tab. 8.1).

Nichtsdestotrotz nimmt die Anzahl an PGT-A-Zyklen weltweit zu. Ob eventuelle Subgruppen wie RIF (rezidivierendes Implantationsversagen), RSA (rezidivierende Spontanaborte) oder Frauen > 40 Jahre doch davon profitieren könnten, muss in zukünftigen Studien untersucht werden (Schmutzler und Strowitzki 2020).

8.3.4 Risiken

Mehrlingsrisiko Je jünger die Frauen, je mehr transferierte Embryonen (maximal 3 in D erlaubt) und je optimaler die embryonale Entwicklung, umso höher ist das Risiko einer Mehrlingsschwangerschaft. Laut D·I·R kommt es bei 25–29-Jährigen in 25,9 % zu einer Gemini-Geburt nach Transfer von 2 Embryonen, bei Frauen ≥ 40 Jahren ist dies immerhin noch in 11,7 % der Fall.

Der Prozentsatz an Drillingen nach Transfer von 2 Embryonen (also mit einem monozygoten Anteil) liegt zwischen 0,5 bei jungen Frauen und 0,2 % bei Frauen ≥ 40. Nach Transfer von 3 Embryonen beträgt das Risiko einer Drillingsschwangerschaft mit (Früh-)Geburt statistisch 5,4 % für unter 29-Jährige, 2,3 % bei 35–39-Jährigen und 0,8 % bei Frauen 40+.

Leider kam es im Jahr 2018 auch zu 3 Vierlingsschwangerschaften nach Transfer von jeweils 2 Embryonen!

Beim Transfer von 3 Embryonen ist die klinische Schwangerschaftsrate sogar niedriger als beim Transfer von 2 Embryonen (26,8 vs. 35,9 %). Ähnliches gilt für den Kryo-Transfer (23,7 vs. 28,6 %). Selbst nach Transfer von 3 idealen Embryonen bei Frauen ≥ 40 tritt lediglich in 1 % häufiger eine Schwangerschaft ein als nach Transfer von 2 Embryonen optimaler Qualität (23,5 vs. 22,4 %).

Bei jüngeren Frauen ist die Schwangerschaftsrate sogar niedriger beim Transfer von 3 statt 2 idealen Embryonen (31,1 vs. 44,5 % bei <29-Jährigen).

„Weniger ist mehr!" Dies gilt umso mehr, da Einlingsschwangerschaften im Schnitt bis zur 39. SSW ausgetragen werden können, während Zwillinge in der 36. SSW und Drillinge bereits in der 32. SSW als „Frühchen" zur Welt kommen (Diedrich et al. 2018; Deutsches IVF-Register 2019). Die natürliche Inzidenz von dizygoten Zwillingen beträgt dagegen nur 1,2 % in Europa (Afrika 1:20; Asien 1:100), während der Anteil monozygoter Zwillinge weltweit mit 3,5 pro 1.000 Lebendgeburten gleich ist.

Aufgrund des kompensatorisch erhöhten, hypophysären FSH kommt es paradoxerweise bei älteren Frauen und höherer Parität sowie kurz nach Absetzen von OKs gehäuft zu dizygoten Mehrlingen (Arias 1994).

SET Durch bevorzugten elektiven Single Embryo Transfer (eSET), bei dem weit mehr befruchtete Eizellen bis zum Tag 5/6 kultiviert werden als zum Transfer vorgesehen, um den entwicklungsfähigsten Embryo zum eSET auszuwählen, konnte in nordeuropäischen Ländern die Zwillingsrate nach ART auf < 10 % verringert werden bei unverminderter Schwangerschaftsrate.

Aufgrund des geltenden Embryonenschutzgesetzes ist dies in D nicht möglich. Trotz des „deutschen Mittelweges", demzufolge circa 3–5 Embryonen bis Tag 5/6

Tab. 8.1 Studienergebnisse (2015–2019): „konventionelle ART" versus Aneuploidiescreening

Autor, Zeitschrift, Jahr	Technik	Alter (Jahre)		Patienten n = (PTG-A vs. Kontrolle)	ET-Rate pro Zyklus (%)	Abortrate pro SS (%)	SS > 20. SSW pro ET (%)	Geburtsrate pro (1.) ET (%)	Geburtsrate pro Patientin (%)
Munné et al., Fertil Steril 2019	Randomisiert d+5 Biopsie NGS Kryo-ET	25–<35	PTG-A	152		11,3	49		
			Kontrolle	168		8,3	53*		
		35–40	PTG-A	122		8,2	51		
			Kontrolle	145		11,0	37**		
Ozgur et al., J Assist Reprod Genet, 2019	Randomisiert (Mind.) 2 BZ Score ≥ 2BB/d+5 d+5 Biopsie NGS Kryo-eSET	<35	PTG-A	109		6,1		56,3	
			Kontrolle	111		14,5*		58,6*	
Verpoest et al., Hum Repro, 2018	Randomisiert, Multicenter PKD aCGH	36–40	PTG-A	205	73	7	31	30	24
			Kontrolle	191	90**	14**	37*	22*	24*
Rubio et al., Fertil Steril, 2017	d+3 Biopsie aCGH BZ-ET	38–41	PTG-A	100	68,0	2,7		52,9	36,0
			Kontrolle	105	90,5**	39,0**		24,2**	21,9**
Kushnir et al., Fertil Steril,2016	Retrospektiv, Multicenter PID Angabe zu Methode fehlt	<35	PTG-A	Zyklen: 1518		12,9		43,5	
			Kontrolle	Zyklen: 45077		10,5*		52,8**	
		35–37	PTG-A	Zyklen: 1166		10,7		44,0	
			Kontrolle	Zyklen: 20177		14,0*		45,4**	
		>37	PTG-A	Zyklen: 2787		16,8		33,3	
			Kontrolle	Zyklen: 31815		26,0**		30,4*	
Metaanalysen									
Lee et al., Aust N Z J Obstet Gynaecol, 2018	ART – PGT-A frischET + kryoET aCGH (TEB)	>37	PGT-A	110				LGR/Zyklus: 14,47 Zyklen: n=6,9 bis SS: 104,8 die	Kumululative LGR: (max 3 Zyklen) 30,9*
	ART ohne PTG-A frischET + kryoET D+5/6 ohne PID		Kontrolle	1983				LGR/Zyklus: 9,12** Zyklen: n=10,96** bis SS: 140,6 die**	Kumulative LGR (max 3 Zyklen) 26,77*

8.3 Natürliche Konzeptionschancen – leichte hormonelle Stimulation – Insemination

Studie	Methodik	Alter	Anzahl	Ergebnis 1	Ergebnis 2	Ergebnis 3
Chen et al., PLoS ONE, 2015	4 RCT 1/4 (auch RIF, RSA, 40+) 7 Kohortenstudien d+2, d+5 Biopsie aCGH, qPCR, SNP, NGS	23–43	2338 Frauen 2425 Zyklen: **RCT:** 247 PGT-A 255 Kontrolle **Kohorten:** 729 PGT-A 1194 Kontrolle	**RCTs:** RR: 0,53** 95%KI 0,24–1,15 **KS:** RR: 0,31** 95%KI 0,21–0,46	**RCTs:** RR: 0,53** 95%KI 0,24–1,15 **KS:** RR: 0,31** 95%KI 0,21–0,46	**RCTs:** RR: 1,26** 95%KI 1,05–12,50 **KS:** RR: 1,35** 95%KI 0,85–2,13
Dahdouh et al., Fertil Steril, 2015	3 RCT 8 Beobachtungsstudien (4/8: Ergebnisse > 20 SSW) PKD, d+3, d+5/6 aCGH, qPCR, SNP, NGS	26–44	2425 Blastozyten: **RCT:** 276 PGT-A 383 Kontrolle **Beobachtung:** 729 PGT-A 1194 Kontrolle		**RCTs:** RR: 1,39** 95%KI 1,21–1,60 **BS:** RR: 1,75** 95%KI 1,48–2,07	

PGT-A = Preimplantation Genetic Testing for Aneuploidy; d+3 bzw. d+5 = Biopsie von Blastomeren bzw. Trophektodermbiopsie (TEB) 3 bzw. 5 Tage nach Follikelpunktion; NGS = Next Generation Sequencing; SNP = Single-Nucleotide Polymorphism; aCGH = Array-Comparative-Genomic-Hybridization; qPCR = quantitative Polymerase-Chain-Reaction; ART = artifizielle reproduktionsmedizinische Therapie; (eS)ET = (elektiver Single) Embryo Transfer; RCT = randomisierte kontrollierte Studie; KS = Kohortenstudie; BS = Beobachtungsstudie; SSW = Schwangerschaftswoche; LGR = Lebendgeburtsrate; RR = relatives Risiko; KI = Konfidenzintervall
* nicht signifikant
** signifikant, mindestens $p < 0,05$

nach UFP (ultraschallgesteuerter Follikelpunktion) kultiviert werden dürfen, um die gewünschte Zahl an entwicklungsfähigen Embryonen für den Transfer zu erzielen, liegt die Rate an Zwillingen mit 21,3 %, und an Drillingen mit 0,7 % (davon 25/89 Drillinge „iatrogen" nach Embryotransfer [ET] von 3 Embryonen) im internationalen Vergleich sehr hoch. Die durchschnittliche Anzahl transferierter Embryos hat sich glücklicherweise deutlich verringert von 2,5 im Jahr 1997 auf 1,8 im Jahr 2017 (Diedrich et al. 2018; Deutsches IVF-Register 2019).

Überstimulationssyndrom (OHSS) In 0,3 aller hormonell stimulieren ART-Zyklen kommt es zur Entwicklung eines OHSS Grad III. Je jünger die Frau, je höher die Anzahl der gewonnenen Eizellen (durchschnittlich bei 8,7 Oozyten), umso höher ist dieses Risiko. Insbesondere beim PCO-Syndrom kann dies bereits bei relativ niedriger FSH-, HMG-Dosis auftreten. Zur Vermeidung eines drohenden OHSS mit vital bedrohlichem Thromboembolierisiko gibt es folgende Strategien (Diedrich et al. 2018; Deutsches IVF-Register 2019):
- **Antagonistenprotokoll** Gleiche Effektivität vs. Long-Protokoll mit GnRH-Analoga, besonders bei GnRH-Agonisten zur Ovulationsinduktion statt HCG.
- **„Coasting"** Vorzeitiges Beenden der Stimulation mit Gonadotropinen bis zur Follikelreife (mindestens 3 Follikel ≥ 17 mm).
- **„Freeze-all"** Verzicht auf „Frisch-ET" mit Kryokonservierung aller PN-Stadien (Pronuclei, Vorkerne), zur Vermeidung von endogenem HCG als Trigger für erhöhte Kapillarpermeabilität mit Flüssigkeitsverschiebung.

Komplikationen bei UFP Die Komplikationsrate bei Follikelpunktion ist niedrig mit 1 %, davon sind 70 % leicht zu beherrschende vaginale Blutungen, < 20 % intraabdominale Blutungen, Darmverletzungen oder Peritonitis mit teils Indikation zur chirurgischen Intervention (Deutsches IVF-Register 2019).

Kindergesundheit nach ART Kinder, geboren mithilfe von ART, haben ein signifikant erhöhtes Risiko kardialer, muskuloskeletaler und nephrogenitaler Malformationen sowie funktioneller kardiovaskulärer, metabolischer und neurologisch-kognitiver Störungen. Welchen Beitrag dabei maternale und paternale Ursachen haben und ob diese Risiken durch Modifikation der klassischen IVF orientiert am natürlichen Zyklus ohne Verluste der „Erfolgsquote" reduziert werden können, muss weiter erforscht werden (Verpoest et al. 2018).

8.4 Fazit

Die Altersabhängigkeit gilt sowohl für die natürliche Konzeption als auch für alle Methoden der Fertilitätstherapie einschließlich der ART, soweit dazu die „eigenen Eizellen" eingesetzt werden (Diedrich et al. 2018; Deutsches IVF-Register 2019; Gnoth 2020; Kupka 2020; ➤ Abb. 8.1 und ➤ Abb. 8.2). Laut einer Umfrage unter 6.065 Jugendlichen zwischen 14 und 25 Jahren möchten nur 10 % der Befragten keine Kinder, 70 % planen die Familiengründung erst nach einigen Jahren Berufserfahrung (Heßling und Bode 2015). In einer Umfrage des Allensbach-Instituts geht mehr als die Hälfte der Interviewten davon aus, dass es erst ab 40 oder 45 Jahren für eine Frau „schwieriger" werde, schwanger zu werden (Allensbacher Berichte 2007). Falsche Vorstellungen über die natürliche Fruchtbarkeit und unkommentierte Medienberichte über Geburten von Prominenten im Alter von 40+ führen bei Laien zu teils unrealistischen Erwartungshaltungen in Bezug auf die Machbarkeit reproduktionsmedizinischer Maßnahmen. Die in Deutschland bisher verbotene, im Ausland aber teils praktizierte Eizellspende wird in der Boulevardpresse selten thematisiert (Diedrich et al. 2018). Hier ist noch viel Aufklärungsarbeit zu leisten, die bereits im Biologieunterricht aller Schularten beginnen und in die öffentliche Berichterstattung wie auch in die ärztliche Vorsorge einfließen sollte. Vorbeugen ist besser als heilen!

Ob das „Social Freezing", die prophylaktische Kryokonservierung von Eizellen ohne medizinische Indikation, das Versprechen der altersunabhängigen Fertilität hält, auch unter Berücksichtigung eizellunabhängiger Alterungsprozesse sowie psychosoziologischer und finanzieller Aspekte, ist noch zu klären.

LITERATUR

Allensbacher Berichte. Unfreiwillige Kinderlosigkeit. Allensbacher Archiv, IfD-Umfrage 10005, Mai/Juni; 2007; Nr. 11.

Arias F. Die Mehrlingsschwangerschaft. In: Hackelöer BJ (Hrsg.): Risikoschwangerschft und -geburt. Berlin, Wiesbaden: Ullstein Mosby; 1994: 160–181.

Balciuniene J, Balciunas D. A nuclear mtDNA concatemer (Mega-NUMT) could mimic paternal inheritance of mitochondrial genome. Front Genet 2018; 10: 518–524.

Chandra A, Copen CE, Stephen EH. Infertility and impaired fecundity in the United States, 1982–2010: data from the National Survey of Family Growth. Natl Health Stat Report 2013; 14 (67): 1–18.

Chen M, Wei S, Hu J, Quan S. Can comprehensive chromosome screening technology improve IVF/ICSI outcomes? A meta-analysis. PLoS ONE 2015; 10 (10): e0140779.

Cimadomo D, Fabozzi G, Vaiarelli A, Ubaldi N, Ubaldi FM, Rienzi L. Impact of maternal age on oocyte and embryo competence. Front Endocrinol 2018; 9: 327–333.

Coward RM, Stetter C, Kunselman A, et al. Fertility related quality of life, gonadal function and erectile dysfunction in male partners of couples with unexplained infertility. J Urol 2019; 202 (2): 379–384.

Crosnoe LE, Kim ED. Impact of age on male fertility. Curr Opin Obstet Gynecol 2013; 25 (3): 181–185.

Dahdouh EM, Balayla J, Garcia-Velasco A. Comprehensive chromosome screening improves embryo selection: a meta-analysis. Fertil Steril 2015; 104 (6): 1503–1512.

Deutsches IVF-Register D·I·R. Jahrbuch 2018. J Reproduktionsmed Endokrinol 2019; 16: 9–40.

Diedrich K, Strowitzki T, Kentenich H. Assistierte Reproduktion: Möglichkeiten und Grenzen. Gynäkologe 2018; 51: 607–612.

Dunson DB, Colombo B, Baird DD. Changes with age in the level and duration of fertility in the menstrual cycle. Hum Reprod 2002; 17 (5): 1399–1403.

Findlay JK, Hutt KJ, Hickey M, Anderson RA. How is the number of primordial follicles in the ovarian reserve established? Biol Reprod 2015; 93 (5): 1–7.

Gnoth C. Natürliche Fertilität und Alter. Gynäkologische Endokrinologie 2020; 18: 81–87.

Gold EB. The timing of the age at which natural menopause occurs. Obstet Gynecol Clin North Am 2011; 38 (3): 425–440.

Hernández-Camacho JD, Bernier M, López-Lluch G, Navas P. Coenzyme Q10 supplementation in aging and disease. Front Physiol 2018; 9: 44–50.

Heßling A, Bode H. Jugendsexualität 2015. Die Perspektive der 14- bis 25-Jährigen. Ergebnisse einer aktuellen repräsentativen Wiederholungsbefragung. Köln: Bundeszentrale für gesundheitliche Aufklärung (BZgA), 2015: 204–208.

Ji J, Liu Y, Tong HX, Luo L, Ma J, Chen Z. The optimum number of oocytes in IVF treatment: an analysis of 2455 cycles in China. Hum Reprod 2013; 28 (10): 2728–2734.

Kieffer TEC, Laskewitz A, Scherjon SA, Faas MM, Prins JR. Memory T cells in pregnancy. Front Immunol 2019; 10: 625–673.

Kim J, Seli E. Mitochondria as a biomarker for IVF outcome. Reproduction 2019; 157 (6): R235–R242.

Kupka MS. Hormonelle Stimulation und medizinisch assistierte Reproduktion bei Frauen über 40 Jahre – Ergebnisse des Deutschen IVF-Registers. Gynäkologische Endokrinologie 2020; 18: 88–96.

Kushnir VA, Darmon SK, Albertini DF, Barad DH, Gleichner N. Effectiveness of in vitro fertilization with preimplantation genetic screening: a reanalysis of United States assisted reproductive technology data 2011–2012. Fertil Steril 2016; 75–79.

Labarta E, de los Santos MJ, Escribá MJ, Pellicer A, Herraiz S. Mitochondria as a tool for oocyte rejuvenation. Fertil Steril 2019; 111 (2): 219–226.

Lee E, Illingworth P, Wilton L, Chambers GM. The clinical effectiveness of preimplantation genetic diagnosis for aneuploidy in all 24 chromosomes (PGD-A): systematic review. Hum Reprod 2015; 30 (2): 473–483.

MacLennan M, Crichton HJ, Playfoot CT, Adams IR. Oocyte development, meiosis, aneuploidy. Semin Cell Dev Biol 2015; 45: 68–76.

Mishra GD, Pandeya N, Dobson AJ, et al. Early menarche, nulliparity and the risk for premature and early natural menopause. Hum Reprod 2017; 32 (3): 679–686.

Munné S, Kaplan B, Frattarelli JL, et al. Preimplantation genetic testing for aneuploidy versus morphology as selection criteria for single frozen-thawed embryo transfer in good-prognosis patients: a multicenter randomized clinical trial. Fertil Steril 2019; 112 (6): 1071–1079.

Nawroth F, Ludwig M, Gnoth C, Krüssel J, Albring C, Rabe T. Bewertung von ovarieller Reserve und Fertilität mit steigendem Lebensalter. Frauenarzt 2013; 54 (7): 682–688.

Neumann K, Griesinger G. An economic analysis of aneuploidy screening of oocytes in assisted reproduction in Germany. Geburtsh Frauenheilk 2020; 80: 172–178.

Ozgur K, Berkkanoglu M, Bulut H, Yoruk GDA, Candurmaz NN, Coetzee K. Single best euploid versus single best unknown-ploidy blastocyst frozen embryo transfers: a randomized controlled trial. J Assist Reprod Genet 2019; 36 (4):629–636.

Peterson LS, Stelzer IA, Tsai AS, et al. Multiomic immune clockworks of pregnancy. Semin Immunopathol 2020 42(4):397–412.

Rowe JH, Ertelt JM, Xin L, Way SS. Pregnancy imprints regulatory memory that sustains anergy to fetal antigen. Nature 2012; 490: 102–106.

Rubio C, Bellver J, Rodrigo L, et al. In vitro fertilization with preimplantation genetic diagnosis for aneuploidies in advanced maternal age: a randomized, controlled study. Fertil Steril 2017; 107 (5): 0015–0282.

Schmutzler AG, Strowitzki T. Aneuploidiescreening in der Altersgruppe über 40 Jahre – Sinn oder Unsinn? Gynäkologische Endokrinologie 2020; 18: 73–79.

Sermondade N, Sonigo C, Sifer C, et al. Serum antimüllerian hormone is associated with the number of oocytes matured in vitro and with primordial follicle density in candidates for fertility preservation. Fertil Steril 2019; 111 (2): 357–362.

Sun N, Youle RJ, Finkel R. The mitochondrial basis of aging: Mol Cell 2016; 61: 654–666.

Tallarek AC, Stepan H. Die ältere Schwangere über 40. Gynäkologische Endokrinologie 2020; 18: 67–72.

Tan DX, Manchester LC, Qin L, Reiter RJ, Lamuela-Raventós RM. Melatonin: A mitochondrial targeting molecule involving mitochondrial protection and dynamics. Int J Mol Sci 2016; 17 (12): 2124–2129.

Verpoest W, Staessen C, Bossuyt PM, et al. Preimplantation genetic testing for aneuploidy by microarray analysis of polar bodies in advanced maternal age: a randomized clinical trial. Hum Reprod 2018; 33 (9): 1767–1776.

von Wolff M, Haaf T. In-vitro-Fertilisations-Technologien und Kindergesundheit. Dt Aerztebl 2020; 117: 23–30.

Walker ML, Herndon GL. Menopause in nonhuman primates? Biol Reprod 2008; 79 (3): 398–406.

Woods DC, Khrapko K, Tilly JL. Influence of maternal aging on mitochondrial heterogeneity, Inheritance, and function in oocytes and preimplantation embryos. Genes (Basel) 2018; 9 (5): 265–271.

Wu K, Zhong C, Chen T, et al. Polar bodies are efficient donors for reconstruction of human embryos for potential mitochondrial replacement therapy. Cell Research 2017; 27: 1069–1072.

Zhang D, Keilty D, Zhang ZF, Chian RC. Mitochondria in oocyte aging: current understanding. Facts Views Vis Obgyn 2017; 9 (1): 29–38.

KAPITEL 9

Michael von Wolff

Krebs und Kinderwunsch – Wie effektiv sind Behandlungsstrategien?

9.1	Einführung	72
9.2	**Ovarielle Stimulation und Kryokonservierung von Oozyten**	72
9.2.1	Effektivität pro aufgetauter Oozyte	72
9.2.2	Effektivität pro Auftauzyklus	73
9.2.3	Effektivität pro Kryokonservierung	73
9.3	**Kryokonservierung von Ovargewebe**	74
9.3.1	Effektivität pro Transplantation	74
9.3.2	Effektivität pro Kryokonservierung	74
9.4	**GnRH-Agonisten bei Frauen**	74
9.4.1	Kurzfristige Effektivität	74
9.4.2	Langfristige Effektivität	76
9.5	**Kryokonservierung von Spermien**	76
9.5.1	Effektivität pro intrauteriner Insemination und IVF/ICSI	76
9.5.2	Effektivität pro Kryokonservierung	77
9.6	**Weitere fertilitätsprotektive Techniken**	77
9.7	**Zusammenfassung**	79

9.1 Einführung

Die Thematik der Fertilitätsprotektion ist, insbesondere bei Frauen, relativ jung. Erste bedingt tragfähige Daten zu GnRH-Agonisten, zur Transplantation von kryokonserviertem Ovargewebe und zur Vitrifikation von Oozyten vor gonadotoxischen Therapien gibt es erst seit wenigen Jahren. Darüber hinaus gibt es Techniken wie die Generierung von Oozyten aus kryokonserviertem Ovargewebe, die noch experimentell sind und z. T. noch nicht beim Menschen angewendet wurden.

Die Spermienkonservierung bei Männern ist hingegen seit Jahrzehnten etabliert. Die Kryokonservierung von präpubertärem Hodengewebe ist hingegen ebenfalls noch experimentell und die Verwendung der daraus extrahierten Stammzellen führte bisher zu keiner Schwangerschaft

Die Datenlage ändert sich somit sehr schnell. Die Daten in diesem Kapitel beruhen auf dem Wissensstand zu Beginn des Jahres 2020. Ausführlich dargestellt sind die etablierten und weitgehend etablierten Techniken. Die kaum etablierten oder experimentellen Techniken werden am Ende des Kapitels tabellarisch beschrieben.

9.2 Ovarielle Stimulation und Kryokonservierung von Oozyten

Die ovarielle Stimulation und Kryokonservierung von unfertilisierten und fertilisierten Oozyten gilt derzeit als das effektivste Verfahren der Fertilitätsprotektion der Frau. Für die Ermittlung der Effektivität können Daten nationaler und internationaler IVF-Register herangezogen werden; insbesondere auch deshalb, da die Anzahl gewonnener Oozyten vor gonadotoxischen Erkrankungen in der Regel nicht relevant reduziert ist. Nur bei Lymphomen, Leukämien und vorgängigen Operationen an den Ovarien werden weniger Oozyten gewonnen (v. Wolff et al. 2018).

9.2.1 Effektivität pro aufgetauter Oozyte

Grundsätzlich sind Überlebens- und Befruchtungsraten kryokonservierter Eizellen nach einer Vitrifikation sehr gut. Zahlreiche Studien, die unbefruchtete und befruchtete kryokonservierte Oozyten mit Eizellen ohne Kryokonservierung verglichen, zeigten keine relevanten Unterschiede bzgl. der Schwangerschaftsraten (Rienzi et al. 2010). Die Effektivität der Vitrifikation von Oozyten wurde auch bei onkologischen Patientinnen bestätigt (Lawrenz et al. 2010).

In einer bereits im Jahr 2010 vom Netzwerk *Ferti*PROTEKT (https://www.fertiprotekt.com/) durchgeführten Studie (Lawrenz et al. 2010) wurde anhand der gewonnenen Oozyten und den Daten des Deutschen IVF-Registers Lebendgeburtenwahrscheinlichkeiten berechnet. Ermittelt wurde anhand von 125 Stimulationen eine Geburtsrate bei Frauen im Alter von 18–25 Jahren von 40 %, 26–30 Jahren von 35 %, 31–35 Jahren von 30 % und im Alter von 36–40 Jahren von 25 % nach einer einmaligen Stimulation und Kryokonservierung.

Inzwischen konnte an einem großen Kollektiv von circa 1000 vor einer gonadotoxischen Therapie stimulierten Patientinnen die Eizellgewinnungsrate pro Altersgruppe bestätigt werden (➤ Tab. 9.1).

Werden anhand dieser Oozytenzahlen mithilfe von Kalkulationsmodellen (➤ Abb. 9.1) die Geburten-

Tab. 9.1 Mittlere Anzahl gewonnener und kryokonservierter Oozyten gemäß dem *Ferti*PROTEKT-Register (von Wolff et al. 2015)

Alter (Jahre)	Durchschnittliche Anzahl gewonnener Oozyten	Durchschnittliche Anzahl kryokonservierter Oozyten
< 30	14,1 ± 9,8	12,1 ± 9,9
31–35	10,5 ± 5,4	8,1 ± 6,1
36–40	11,5 ± 8,6	8,7 ± 7,1
> 40	5,7 ± 9,9	5,0 ± 8,7

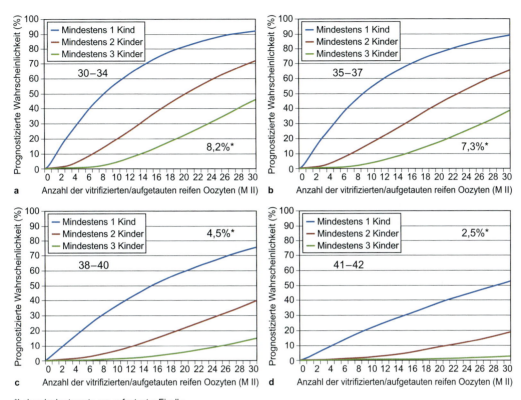

Abb. 9.1 Kalkulation der Lebendgeburtsrate pro aufgetauter Eizelle in Abhängigkeit vom Alter der Frau (Doyle et al. 2016) [H068-003/ L143]

chancen berechnet, so liegen diese im Alter von bis zu 35 Jahren in der Annahme, dass 10 Oozyten vitrifiziert wurden, bei circa 60 % und im Alter von 36–40 in der Annahme, dass 7 Oozyten vitrifiziert wurden, bei circa 30 %.

9.2.2 Effektivität pro Auftauzyklus

Erste reale und nicht nur auf Rechenmodellen basierende Zahlen wurden 2018 publiziert. Gemäß Cobo et al. (2018) beträgt die Lebendgeburtsrate pro Patientin nach der Verwendung von Oozyten, die vor einer onkologischen Therapie vitrifiziert wurden, im Alter von ≤ 35 Jahren circa 40 % und im Alter > 35 Jahre circa 30 % (➤ Tab. 9.2). Gemäß dieser im Hinblick auf die oben gezeigten Kalkulationen als realistisch erscheinenden Zahlen bekommt jede 3. Frau unter Verwendung der kryokonservierten Oozyten mindestens ein Kind.

9.2.3 Effektivität pro Kryokonservierung

Die Geburtsrate, bezogen auf alle Frauen, die Oozyten vor einer gonadotoxischen Therapie kryokonservieren ließen, ist mit 2,0 % niedrig (➤ Tab. 9.3). Wenngleich davon ausgegangen werden muss, dass sich die Geburtsrate pro Kryokonservierung durch eine Zunahme der Abrufrate noch erhöhen wird, muss hinterfragt werden, ob die Indikation für eine Kryokonservierung strenger gestellt werden sollte.

Tab. 9.2 Erfolgsraten von Patientinnen mit einer Oozyten-Vitrifikation vor einer onkologischen Therapie in Abhängigkeit vom Alter (mod. n. Cobo et al. 2018)

Altersgruppen	≤ 35 Jahre	> 35 Jahre
Anzahl der Patientinnen (n)	42	38
Durchschnittsalter (Jahre)	31,6 ± 2,1	38,0 ± 2,1
Oozyten-Überlebensrate (%)	81,2	82,7
Klinische Schwangerschaften/Zyklus, n (klinische Schwangerschaftsrate in %)	18 (42,8)	15 (38,5)
Fortlaufende Schwangerschaften/Zyklus, n (%)	15 (35,7)	10 (25,6)
Lebendgeburten/Patientin, n (%)	16/38 (42,1)	9/33 (29,0)

Tab. 9.3 Erfolgsraten pro Kryokonservierung (mod. n. von Wolff et al. 2020)

	Patienten mit einer Kryokonservierung, n	Patienten mit mindestens einem Embryotransfer nach einer Kryokonservierung, n	Patientinnen mit mindestens einer Geburt pro Anzahl erfolgter Kryokonservierungen, n
Nach Kryokonsevierung von Oozyten (Cobo et al. 2018; Diaz-Garcia et al. 2018)	2.097	129/2.097 (6,1 %)	41/2.097 (2,0 %)

9.3 Kryokonservierung von Ovargewebe

Die Kryokonservierung von Ovargewebe gilt inzwischen als etabliert, nicht aber die Transplantation des Gewebes. Bisher ist nicht klar, welche operative Transplantationstechnik die beste ist. Deswegen ist anzunehmen, dass in den nächsten Jahren die Erfolgszahlen pro Transplantation noch ansteigen werden.

9.3.1 Effektivität pro Transplantation

Gemäß der bisher publizierten Studien ist das Ovargewebe bei circa 70 % transplantierten Frauen aktiv, treten bei ⅔ der transplantierten Frauen Spontanschwangerschaften auf und circa 25 %, d. h. jede 4. Frau, bekommt nach einer Transplantation mindestens ein Kind (➤ Tab. 9.4).

9.3.2 Effektivität pro Kryokonservierung

Die Geburtsrate, bezogen auf alle Frauen, die Ovargewebe vor einer gonadotoxischen Therapie kryokonservieren ließen, ist mit 0,8 % sehr niedrig (➤ Tab. 9.5). Sicherlich steigen die Zahlen durch eine Zunahme der Abrufrate noch an. Dennoch ist die die Geburtsrate pro Kryokonservierung von Ovargewebe derart niedrig, dass davon ausgegangen werden muss, dass die Indikation für eine Kryokonservierung von Ovargewebe wesentlich strenger gestellt werden sollte.

9.4 GnRH-Agonisten bei Frauen

9.4.1 Kurzfristige Effektivität

Mittlerweile liegen Daten von mehreren prospektiv-randomisierten Studien von Frauen mit einem Mammakarzinom zum kurzfristigen protektiven Effekt von Gonadotropin-Releasing-Hormon-Agonisten (GnRHa) vor. Fünf dieser Studien wurden 2018 zu einer Metaanalyse zusammengefasst (➤ Abb. 9.2), die einen protektiven Effekt von GnRHa zeigte. Die Gesamt-Anzahl der Probandinnen (mit GnRHa: 363; ohne GnRHa: 359) und die Anzahl von Frauen mit einer relevant reduzierten Ovarreserve/Amenorrhoe (mit GnRHa: 51; ohne GnRHa: 111) war allerdings nicht sehr hoch. Als Zielkriterium galt überwiegend

Tab. 9.4 Schwangerschafts- und Geburtsraten nach Transplantation von Ovargewebe

Quelle	Transplantierte Pat., n	Pat. mit Ovargewebeaktivität nach Transplantation, n (%)	Schwangerschaften insgesamt, n	Pat. mit mindestens einer Schwangerschaft, n (%)	Pat. mit mindestens einer Spontanschwangerschaft, n (%)	Pat. mit mindestens einer Lebendgeburt, n (%)
van der Ven et al. 2016 (Deutschland, FertiPROTEKT)	49	33 (67,3 %)	21	16 (32,7 %)	13	15 (30,3 %)
Meirow et al. 2016 (Israel)	20	19 (95 %)	16	10 (50,0 %)	3	6 (30 %)
Jadoul et al. 2017 (Belgien)	21	Keine Daten	Keine Daten	7 (33,3 %)	Keine Daten	7 (33,3 %)
Diaz-Garcia et al. 2018 (Spanien, IVI)	44	20 (45,4 %)	15	12 (27,3 %)	7	8 (18,2 %)
Gellert et al. 2018 (Dänemark)	89	Keine Daten	33	23 (25,4 %)	Keine Daten	16 (18 %)
Fortin et al. 2019 (Frankreich)	34	30 (88,2 %)	15	10 (29,4 %)	9	10 (29,4 %)
Total	**257**	**102/147 (69,4 %)**		**72/257 (28,0 %)**	**32/48 (66,7 %)**	**62/257 (24,1 %)**

Tab. 9.5 Erfolgsraten pro Kryokonservierung (mod. n. von Wolff, 2020)

	Patientinnen mit einer Kryokonservierung, n	Patientinnen mit mindestens einer Geburt pro Anzahl erfolgter Kryokonservierungen, n
Nach Kryokonservierung von Ovargewebe (Van der Ven et al. 2016; Jadoul et al. 2017; Diaz-Garcia et al. 2018)	3845	30/3845 (0,8 %)

die Amenorrhoerate innerhalb der ersten 1–2 Jahre nach der Chemotherapie. Somit geben diese Studien nicht den Effekt von GnRHa auf die Fertilität, sondern auf die Amenorrhoerate wieder.

Inzwischen liegt auch eine Metaanalyse zum Effekt einer GnRHa-Therapie auf die Schwangerschaftsrate nach einer Chemotherapie wegen eines Mammakarzinoms vor (Lambertini et al. 2018). Die Chance auf eine Schwangerschaft war erhöht (IRR 1,82; 95 % KI: 1,05–3,14). Allerdings war das Ergebnis nur knapp signifikant und die Anzahl der Schwangeren insgesamt sehr gering (mit GnRHa: 37; ohne GnRHa: 20).

Ein negativer Effekt auf das Rezidivrisiko eines Mammakarzinoms durch eine Chemotherapie-begleitende GnRHa-Therapie konnte nicht nachgewiesen werden (Regan et al. 2017).

Aufgrund der genannten Studien hat sich 2018 die „Kommission Mamma" der Arbeitsgemeinschaft Gynäkologische Onkologie e. V. (AGO e. V.) entschlossen, GnRHa zur Fertilitätsprotektion beim Mammakarzinom, unabhängig vom Hormonrezeptorstatus, zu empfehlen (AGO).

Beim Hodgkin-Lymphom konnte bisher kein signifikanter Effekt von GnRHa auf die Amenorrhoerate und damit kein protektiver Effekt festgestellt werden (Senra et al. 2018). Allerdings war die Gesamtanzahl der Probandinnen in den prospektiv-randomisierten Studien (mit GnRHa: 53; ohne GnRHa: 56) und die Anzahl von Frauen mit einer relevant reduzierten Ovarreserve/Amenorrhoe (mit GnRHa: 10; ohne GnRHa: 18) sehr gering.

Eine Cochrane-Analyse, in der 12 prospektiv-randomisierte Studien von Frauen mit einem Mammakarzinom, Ovarialkarzinom und Hodgkin-Lymphom zusammengefasst wurden, fand insgesamt einen protektiven Effekt der GnRHa auf die Erhaltung der Ovarfunktion (Inzidenz einer Menstruation bei einem Follow-up von 12 Monaten: RR 1,60; 95 % KI:

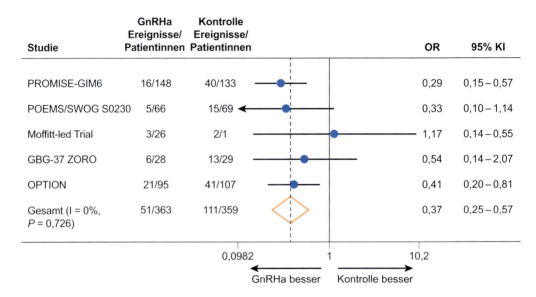

Abb. 9.2 Risiko einer Amenorrhoe bei Frauen mit einem Mammakarzinom 1–2 Jahre nach der Chemotherapie, mit und ohne einer Chemotherapie-begleitenden GnRH-Agonisten-Gabe – Metaanalyse von 5 prospektiv-randomisierten Studien (Lambertini et al. 2018) [F774-003/ L143]

1,14–2,24) (Chen et al., 2019). Die Studie forderte aber weitere Untersuchungen hinsichtlich des Einflusses von GnRHa auf die Fertilität.

9.4.2 Langfristige Effektivität

Zur langfristigen Effektivität von GnRHa gibt es nur 2 Studien.

Für Mammakarzinom-Patientinnen konnten Lambertini et al. (2015) bei 246 Frauen bei einem medianen Follow-up von 7,3 Jahren einen geringen langfristigen protektiven Effekt auf die Ovarfunktion bestätigten. Die kumulierte 5-Jahres-Inzidenz einer erhaltenen Regelblutung lag bei 72,6 % (95 % KI: 65,7–80,3 %) in der GnRHa-Gruppe vs. 64,0 % (95 % KI: 56,2–72,8 %) in der Kontrollgruppe. Adjustiert nach dem Alter ergab sich ein signifikanter Unterschied (HR 1,48; 95 % KI: 1,12–1,95; p = 0,006).

Bei Hodgkin-Lymphom-Patientinnen konnten Demeestere et al. (2016) bei 67 Lymphompatientinnen bei einem medianen Follow-up von circa 5,5 Jahren keinen langfristigen protektiven Effekt nachweisen.

Somit ist gesamthaft die langfristige Wirksamkeit von GnRHa auf die Fertilität noch unklar.

9.5 Kryokonservierung von Spermien

9.5.1 Effektivität pro intrauteriner Insemination und IVF/ICSI

Die Effektivität hängt wesentlich davon ab, welche reproduktionsmedizinische Technik durchgeführt wird und welche weiteren fertilitätsrelevanten Faktoren der Frau (Alter etc.) vorliegen. Entsprechend können hier nur orientierende Daten genannt werden.

Die Erfolgschance der intrauterinen Insemination (IUI) hängt entscheidend von der Qualität der kryokonservierten Spermien und insbesondere von der Qualität nach deren Auftau ab. Da die Spermienkonzentration oft bereits durch die Grunderkrankung reduziert ist, ist diese nach dem Auftauen meist niedrig.

➤ Tab. 9.6 stellt die generellen Erfolgschancen gemäß mehrerer Studien ohne vorherige Kryokonservierung mit einer geringen Spermienkonzentration bei Frauen im Alter von ≤ 35 Jahren dar.

Aufgrund der oft geringen Spermienkonzentration sind die IUI-Erfolgsraten nach einer Kryokonser-

9.6 Weitere fertilitätsprotektive Techniken

Tab. 9.6 Klinische Schwangerschaftsraten nach IUI in Abhängigkeit von der Gesamtzahl inseminierter, nicht kryokonservierter Spermien (mod. n. von Wolff et al. 2020)

Quelle	Untersuchte Zyklen, n	Schwangerschaftsraten in Abhängigkeit von der Anzahl inseminierter, motiler Spermien (x 10^6)						
		< 1	< 2	1– < 2	1–4	2– < 5	5–9	5– < 10	≥ 10
Wainer et al. 2004	2564	3,1 %		8,7 %		11,9 %		14,8 %	13,1 %
Cao et al. 2014	1153		4,1 %			15,6 %		12,7 %	15,0 %
Gubert et al. 2019	2062	3,8 %			12,7 %		12,2 %		16,7 %

Tab. 9.7 Erfolgsraten pro intrauteriner Insemination und IVF/ICSI (mod. n. von Wolff et al. 2020)

	Geburtsrate pro intrauteriner Insemination	Geburtsrate pro IVF/ICSI-Zyklus	Paare mit mindestens einer Geburt nach Verwendung der Spermien
Nach Kryokonservierung von Spermien (Ferrari et al. 2016)	8 %	25 %	49 %

vierung vor einer gonadotoxischen Therapie gering. Gemäß Ferrari et al. (2016) liegen die Geburtsraten pro IUI-Zyklus bei 8 % (➤ Tab. 9.7).

Oft ist es erforderlich, eine IVF/ICSI-Behandlung durchzuführen. Grundsätzlich dürften die Erfolgschancen in etwa so hoch wie bei jeder anderen IVF/ICSI nach einer Kryokonservierung von Spermien liegen. Ferrari et al. (2016) ermittelte eine Geburtsrate pro IVF/ICSI-Zyklus von 25 % (➤ Tab. 9.7). Insgesamt liegt die Geburtsrate nach der Verwendung von Spermien, die zuvor wegen einer gonadotoxischen Therapie kryokonserviert worden waren, bei 49 %, d. h., jedes 2. Paar bekam ein Kind (➤ Tab. 9.7).

9.5.2 Effektivität pro Kryokonservierung

Die Geburtsrate, bezogen auf alle Männer, die Spermien vor einer gonadotoxischen Therapie kryokonservieren ließen, ist mit 4,4 % gering (➤ Tab. 9.8).

Sicherlich sollte auch bei der Kryokonservierung von Spermien die Indikation strenger gestellt werden.

9.6 Weitere fertilitätsprotektive Techniken

Es gibt eine Vielzahl von Ansätzen zur Fertilitätsprotektion. Im Fokus stehen insbesondere:
- Medikamentöse und damit nichtinvasive Maßnahmen zur Reduktion der Gonadenschädigung
- Maßnahmen für präpubertäre Mädchen und Knaben
- Maßnahmen bei Erkrankungen mit einem hohen Risiko für eine Kontamination der Gonaden mit malignen Zellen

Eine Übersicht über die Techniken findet sich in ➤ Tab. 9.9 (Mädchen und Frauen) und ➤ Tab. 9.10 (Knaben und Männer).

Tab. 9.8 Erfolgsraten pro Kryokonservierung (mod. n. von Wolff et al. 2020)

	Patienten mit einer Kryokonservierung, n	Patienten mit Verwendung kryokonservierter Spermien, n	Patientinnen mit mindestens einer Geburt pro Anzahl erfolgter Kryokonservierung, n
Nach Kryokonservierung von Spermien (Ferrari et al. 2016)	11.798	974/11.798 (8,3 %)	237/5461 (4,4 %)

Tab. 9.9 Weitere Techniken zur Fertilitätsprotektion bei Mädchen und Frauen und deren Effektivität (mod. n. Dittrich und v. Wolff 2020)

Technik	Rationale	Effektivität im Tiermodell	Effektivität im Humansystem	Bereits Einsatz im Humansystem
In-vitro-Maturation (IVM)	1. Entnahme unreifer Oozyten aus dem Ovar zur Vermeidung einer ovariellen Stimulation 2. Entnahme unreifer Oozyten aus bereits entnommenem Ovargewebe vor der Kryokonservierung	Bereits bei Tieren durchgeführt	Bereits im Humansystem durchgeführt, Geburten berichtet, Effektivität gering	Ja
Medikamentöse Therapieoptionen (AS101, CIP, AMH)	Hemmung der Chemotherapie-induzierten Reduktion der Ovarreserve durch: 1. Aktivierung des AKT-Pathways (AS101) 2. Hemmung der Apoptose (CIP) 3. Hemmung der Rekrutierung von Primordialfollikeln (AMH)	Reduktion der Gonadentoxizität im Mausmodell	Noch nicht nachgewiesen	Nein
Xenotransplantation	Transplantation von Ovargewebe in immundefiziente Tiere zur Generierung von Oozyten, insbesondere bei Erkrankungen mit hohem Risiko einer Tumorzellkontamination von Ovargewebe	Entwicklung von Nachkommen im Maus-/Rattenmodell	Oozyten nach Transplantation in SCID-Mäuse gewonnen, bisher keine Generierung von Embryonen	Nein
In-vitro-Growth (IvG)	Kultivierung von Ovargewebe oder isolierten Follikeln zur Generierung von Oozyten, insbesondere bei Erkrankungen mit hohem Risiko einer Tumorzellkontamination von Ovargewebe	Entwicklung von Nachkommen im Mausmodell	Entwicklung von Embryonen aus Primaten in der Maus Entwicklung von menschlichen Germinalvesikeln in der Maus	Nein
„Artifizielles" Ovar	Isolierung von präantralen Follikeln aus Ovargewebe, Fixierung derselben in einer Matrix und orthotope Transplantation der Matrix, insbesondere bei Erkrankungen mit hohem Risiko einer Tumorzellkontamination von Ovargewebe	Entwicklung von humanen Follikeln in der Maus, Mausnachkommen im Mausmodell	Bisher keine Anwendung im Humansystem	Nein
Eizellen aus Keimbahn-Stammzellen/-Vorläuferzellen?	Entwicklung neuer Eizellen aus potenziellen Keimbahn-Stammzellen/-Vorläuferzellen	Nachkommen im Mausmodell	Entwicklung von eizellähnlichen Zellen aus potenziellen Keimbahn-Stammzellen/-Vorläuferzellen, Entwicklungspotenzial bislang unbekannt	Nein
Uterustransplantation	Transplantation des Uterus nach Hysterektomie aufgrund einer malignen Erkrankung	Ja	Ja, bisher > 30 Transplantationen mit mindestens 10 Kindern, erst eine Transplantation mit Geburten nach einer malignen Erkrankung (Zervixkarzinom)	Ja
Eizellspende, Embryonenspende	Verwendung von Fremd-Oozyten oder Fremd-Embryonen bei einem prämaturen Ovarialinsuffizienz, falls keine Oozyten oder Ovargewebe kryokonserviert wurden	Ja	Ja	Ja (Oozyten- und Embryonenspende in Deutschland und Schweiz verboten)

Tab. 9.10 Weitere Techniken zur Fertilitätsprotektion bei Knaben und Männern und deren Effektivität

Technik	Rationale	Effektivität im Tiermodell	Effektivität im Humansystem	Einsatz im Humansystem bereits möglich
Kryokonservierung von Hodengewebe von präpubertären Knaben	1. Kryokonservierung zur späteren Transplantation des Gewebes 2. Kryokonservierung zur späteren Isolierung von spermatogonialen Stammzellen (z. B. bei Leukämien) und Injektion z. B. in die Hodenkanälchen	Bereits bei Tieren durchgeführt	Noch nicht im Humansystem durchgeführt	Nein
Samenspende, Embryonenspende	Verwendung von Fremd-Spermien oder Fremd-Embryonen bei einer Azoospermie, falls keine Spermien oder Hodengewebe kryokonserviert wurden	Ja	Ja	Ja (Embryonenspende in Deutschland, Schweiz und Österreich verboten)

9.7 Zusammenfassung

Gemäß den bisher vorliegen Daten können bei guten Prognosefaktoren (Alter der Frau zum Zeitpunkt der angestrebten Schwangerschaft nicht wesentlich über 35 Jahre) folgende Effektivitäten der fertilitätsprotektiven Maßnahmen genannt werden:
- Nach Kryokonservierung von Spermien: 1 von 2 Frauen bekommt später ein Kind.
- Nach Kryokonservierung von Oozyten: 1 von 3 Frauen bekommt später ein Kind.
- Nach Kryokonservierung von Ovargewebe: 1 von 4 Frauen bekommt später ein Kind.
- GnRH-Agonisten: Kurzfristige (1–2 Jahre nach Chemotherapie) Reduktion des Risikos einer prämaturen Ovarialinsuffizienz um circa 50 %.

LITERATUR

Arbeitsgemeinschaft Gynäkologische Onkologie e.V. (AGO). Kommission Mamma 2018. Aus: https://www.ago-online.de/fileadmin/downloads/leitlinien/mamma/2018-03/Gesamt_deutsch/Alle_aktuellen_Empfehlungen_2018.pdf (letzter Zugriff: 05.10.2020).

Cao S, Zhao C, Zhang J, et al. A minimum number of motile spermatozoa are required for successful fertilisation through artificial intrauterine insemination with husband's spermatozoa. Andrologia 2014; 46 (5): 529–534.

Chen H, Xiao L, Li J, Cui L, Huang W. Adjuvant gonadotropin-releasing hormone analogues for the prevention of chemotherapy-induced premature ovarian failure in premenopausal women. Cochrane Database Syst Rev 2019; 3: CD008018.

Cobo A, García-Velasco JA, Domingo J, Pellicer A, Remohí J. Elective and onco-fertility preservation: factors related to IVF outcomes. Hum Reprod 2018; 33 (12): 2222–2231.

Demeestere I, Brice P, Peccatori FA, et al. No evidence for the benefit of gonadotropin-releasing hormone agonist in preserving ovarian function and fertility in lymphoma survivors treated with chemotherapy: final long-term report of a prospective randomized trial. J Clin Oncol 2016; 34 (22): 2568–2574.

Diaz-Garcia C, Domingo J, Garcia-Velasco JA, et al. Oocyte vitrification versus ovarian cortex transplantation in fertility preservation for adult women undergoing gonadotoxic treatments: a prospective cohort study. Fertil Steril 2018; 109 (3): 478–485.e2.

Dittrich, von Wolff. Weitere Techniken. In: von Wolff M, Nawroth F (Hrsg.): FertiPROTEKT Netzwerk e.V. – Indikationen und Durchführung fertilitätsprotektiver Massnahmen bei onkologischen und nicht-onkologischen Erkrankungen. Kiel: Schmidt & Klaunig, 2020: 307–319.

Doyle JO, Richter KS, Lim J, Stillman RJ, Graham JR, Tucker MJ. Successful elective and medically indicated oocyte vitrification and warming for autologous in vitro fertilization, with predicted birth probabilities for fertility preservation according to number of cryopreserved oocytes and age at retrieval. Fertil Steril 2016; 105 (2): 459–66.e2.

Ferrari S, Paffoni A, Filippi F, Busnelli A, Vegetti W, Somigliana E. Sperm cryopreservation and reproductive outcome in male cancer patients: a systematic review. Reprod Biomed Online 2016; 33 (1): 29–38.

Fortin A, Azaïs H, Uzan C, Lefebvre G, Canlorbe G, Poirot C. Laparoscopic ovarian tissue harvesting and orthotopic ovarian cortex grafting for fertility preservation: less is more. Fertil Steril 2019; 111 (2): 408–410.

Gellert SE, Pors SE, Kristensen SG, Bay-Bjørn AM, Ernst E, Yding Andersen C. Transplantation of frozen-thawed ovarian tissue: an update on worldwide activity published in peer-reviewed papers and on the Danish cohort. J Assist Reprod Genet 2018; 35 (4): 561–570.

Gubert PG, Pudwell J, Van Vugt D, Reid RL, Velez MP. Number of motile spermatozoa inseminated and pregnancy outcomes in intrauterine insemination. Fertil Res Pract 2019; 5: 10.

Jadoul P, Guilmain A, Squifflet J, Luyckx M, Votino R, Wyns C, Dolmans MM. Efficacy of ovarian tissue cryopreservation for fertility preservation: lessons learned from 545 cases. Hum Reprod 2017; 32 (5): 1046–1054.

Lambertini M, Boni L, Michelotti A, et al. Ovarian suppression with triptorelin during adjuvant breast cancer chemotherapy and long-term ovarian function, pregnancies, and disease-free survival: a randomized clinical trial. JAMA 2015; 314 (24): 2632–2640.

Lambertini M, Moore HCF, Leonard RCF, et al. Gonadotropin-releasing hormone agonists during chemotherapy for preservation of ovarian function and fertility in premenopausal patients with early breast cancer: a systematic review and meta-analysis of individual patient-level data. J Clin Oncol 2018; 36 (19): 1981–1990.

Lawrenz B, Jauckus J, Kupka M, Strowitzki T, von Wolff M. Efficacy and safety of ovarian stimulation before chemotherapy in 205 cases. Fertil Steril 2010; 94 (7): 2871–2873.

Meirow D, Ra'anani H, Shapira M, Brenghausen M et al. Transplantations of frozen-thawed ovarian tissue demonstrate high reproductive performance and the need to revise restrictive criteria. Fertil Steril 2016; 106 (2): 467–474.

Regan MM, Walley BA, Francis PA, et al. Concurrent and sequential initiation of ovarian function suppression with chemotherapy in premenopausal women with endocrine-responsive early breast cancer: an exploratory analysis of TEXT and SOFT. Ann Oncol 2017; 28 (9): 2225–2232.

Rienzi L, Romano S, Albricci L, et al. Embryo development of fresh 'versus' vitrified metaphase II oocytes after ICSI: a prospective randomized sibling-oocyte study. Hum Reprod 2010; 25 (1): 66–73.

Senra JC, Roque M, Talim MCT, Reis FM, Tavares RLC. Gonadotropin-releasing hormone agonists for ovarian protection during cancer chemotherapy: systematic review and meta-analysis. Ultrasound Obstet Gynecol 2018; 51 (1): 77–86.

Van der Ven H, Liebenthron J, Beckmann M, et al. Ninety-five orthotopic transplantations in 74 women of ovarian tissue after cytotoxic treatment in a fertility preservation network: tissue activity, pregnancy and delivery rates. Hum Reprod 2016; 31 (9): 2031–2041.

von Wolff M, Nawroth F (Hrsg.). *FertiPROTEKT Netzwerk e.V. – Indikationen und Durchführung fertilitätsprotektiver Massnahmen bei onkologischen und nicht-onkologischen Erkrankungen.* Kiel: Schmidt & Klaunig; 2020.

von Wolff M, Bruckner T, Strowitzki T, Germeyer A. Fertility preservation: ovarian response to freeze oocytes is not affected by different malignant diseases – an analysis of 992 stimulations. J Assist Reprod Genet 2018; 35 (9): 1713–1739.

von Wolff M, Dittrich R, Liebenthron J, et al. Fertility-preservation counselling and treatment for medical reasons: data from a multinational network of over 5.000 women. Reprod Biomed Online 2015; 31 (5): 605–612.

Wainer R, Albert M, Dorion A, et al. Influence of the number of motile spermatozoa inseminated and of their morphology on the success of intrauterine insemination. Hum Reprod 2004; 19 (9): 2060–2065.

KAPITEL 10

Christian Gnoth

Körpergewicht und Chancen auf eine Schwangerschaft

10.1	Einleitung	82
10.2	Epidemiologie der Adipositas	83
10.3	Chancen auf eine Schwangerschaft	84
10.4	Therapiehinweise	86

10.1 Einleitung

Das Körpergewicht und die Reproduktion sind eng miteinander verbunden. Diese Verbindung läuft im Wesentlichen über endokrine Faktoren, die im Fettgewebe gebildet werden. Im Fettgewebe werden Adiponectine gebildet, welche die „Speicherfüllung" anzeigen. Im Fettgewebe gebildete Leptine regulieren auf hypothalamischer Ebene den Appetit. Im Fettgewebe werden auch Östrogene durch Aromatisierung adrenaler bzw. ovarieller Androgene gebildet. Das Fettgewebe ist insofern als das größte endokrine Organ einer Frau anzusehen. Über Feedback-Mechanismen wirkt Östradiol direkt auf den Hypothalamus und hat dort sowohl hemmende als auch fördernde Wirkungen auf unterschiedliche Populationen von Kisspeptin-Neuronen. Diese endokrinen Faktoren zusammen regulieren schließlich über Veränderung der Pulsfrequenz und der Pulsamplitude des Gonadotropin-Releasing-Hormons (GnRH) die Gonadotropin-Sekretion im Hypophysenvorderlappen.

Über weite Gewichtsbereiche ist dieses System stabil, aber bei erheblichem Untergewicht bzw. Übergewicht treten Zyklusstörungen bis hin zu einem Ausbleiben der Periodenblutung auf. Während solche „Hunger-Amenorrhoen" bei sehr niedrigem Body-Mass-Index (BMI; ➤ Tab. 10.1) von unter 15 nahezu immer auftreten, ist die obere Grenze weniger scharf, d. h., auch bei erheblichem Übergewicht mit einem Body-Mass-Index von über 40 können noch ovulatorische Zyklen stattfinden. Dabei liegt hier oft eine Insulinresistenz vor. Insulin ist für die Substratverwertung zuständig. Als sogenanntes Kogonadotropin zum LH ist Insulin mitverantwortlich für die Regeltempostörungen bei Übergewicht und beim sogenannten polyzystischen Ovarsyndrom (PCOS) oder besser PCO-like-Syndrom. Diese Erkrankungen führen zu Fruchtbarkeitsstörungen durch Beeinflussung des zentralen Pulsgenerators und direkte Störungen auf der ovariellen Ebene. Es kommt zu der genannten Oligo-Amenorrhoe und aufgrund der Hyper-LH-Ämie auch Störungen der Eizellqualität. Die Follikelreifungsstörungen werden klinisch dominiert durch die dabei auftretende Hyperandrogenämie mit den typischen klinischen Zeichen. Je ausgeprägter und je länger eine tonische Hyper-LH-Ämie wirkt, umso häufiger sind chromosomale Störungen auf der oozytären Ebene (vorzeitige Chromatidensegregation) und, falls es zu einer Spontankonzeption kommt, Aborte.

Die Fettgewebshormone haben neben ihren Effekten auf den menstruellen Rhythmus eine große Bedeutung bei der Initiation der Pubertätsentwicklung. Hier steht insbesondere das Leptin im Vordergrund, das sowohl bei einer Pubertas praecox wie auch einer Pubertas tarda eine wichtige Rolle als Modulator der ovariellen Regulation spielt. Zum Zeitpunkt der Pubertät wird hier offensichtlich durch epigenetische Effekte die Empfindlichkeit der hypothalamisch-gonadotropen Achse, wahrscheinlich irreversibel, eingestellt (Ibáñez und de Zegher 2020). Bisher sind 19 mutmaßlich involvierte Genloci bekannt. Ein Grundstein für ein späteres PCO-Syndrom wird somit durch die peripuberale Adipositas gelegt (Anderson et al. 2014). Aus dem Gesagten folgt, dass nicht nur „dick sein" die reproduktiven Funktionen beeinträchtigen kann, sondern auch „dick gewesen sein" eine Rolle spielt und, noch eine Stufe früher, auch die Adipositas der eigenen Mutter in einer Schwangerschaft durch epigenetische Phänomene zu Übergewicht der Tochter in den späteren reproduktiven Jahren führen kann.

Tab. 10.1 Einteilung des Body-Mass-Index (BMI, kg/m^2) nach der WHO

BMI	Kategorie
< 18,5	Untergewicht
18,5–24,9	Normalgewicht
25–29,9	Übergewicht
30–34,9	Adipositas Klasse I
35–39,9	Adipositas Klasse II
≥ 40	Adipositas Klasse III

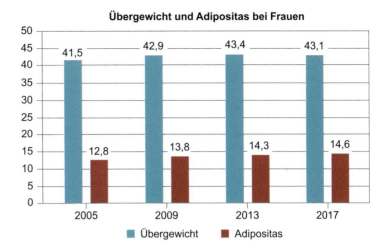

Abb. 10.1 Im Jahr 2017 waren in Deutschland rund 53 % der Erwachsenen übergewichtig (BMI > 25) und damit knapp 8 % mehr als noch 20 Jahre zuvor. Frauen sind zwar etwas seltener betroffen als Männer, deren Raten sich 2017 auf 62,1 % (Übergewicht) bzw. 18,1 % (Adipositas) beliefen, doch durch die Auswirkungen auf die Reproduktion hat das Übergewicht Folgen nicht nur für die betroffene Frau selbst, sondern auch für die nachfolgende Generation. [M1048]

10.2 Epidemiologie der Adipositas

Die Daten des Statistischen Bundesamtes (www.destatis.de) weisen seit 15 Jahren eine Quote von etwa 43 % an Frauen mit Übergewicht (BMI > 25) und zuletzt (2017) eine Quote von 14 % an Frauen mit Adipositas (BMI > 30) aus (➤ Abb. 10.1). Es ist allgemein bekannt, dass diese Quoten seit Jahren zunehmen und sich in Deutschland zwischen 1999 und 2009 der Anteil an Erwachsenen mit einem BMI über 40 kg/m^2 (Adipositas per magna) verdoppelt hat. Auch der Anteil übergewichtiger Kinder nimmt stark zu. Die oben genannten endokrinologischen Aspekte weisen auf die besondere Gefahr dieser Entwicklung für peripuberale Mädchen für das spätere Leben, besonders ihre reproduktive Gesundheit, hin.

Die Weltgesundheitsorganisation (WHO) definiert Übergewicht als einen BMI von 25 kg/m^2 und höher und eine Adipositas als einen BMI von über 30 kg/m^2. ➤ Tab. 10.1 zeigt, dass die Adipositas in 3 weitere Klassen unterteilt werden kann. Es ist nachteilig, dass diese Einteilung weder nach Geschlecht noch nach Alter differenziert und auch das Fettverteilungsmuster und damit die Statur eines Menschen nicht berücksichtigt. Hier ist zusätzlich der Taillen-Hüft-Quotient (THQ) oder die Waist-Hip Ratio wichtig. Das Bauchfett unterscheidet sich als Speicherfett in seiner Stoffwechselfunktion wesentlich vom Baufett. Bei Frauen sollte der THQ unter 0,8 liegen. Gerade die Zunahme des viszeralen Fettes ist mit einem erhöhten kardiovaskulären Risiko und ungünstiger Veränderung der Blutfette mit steigendem LDL-Cholesterin und sinkendem HDL verbunden.

Somit gehören neben der akuten Störung der Reproduktion langfristige Folgeerkrankungen wie der Typ-II-Diabetes, Fettstoffwechselstörungen, Herz-Kreislauf-Erkrankungen und die Fettleber zu den Problemen der Krankheit Adipositas.

Während der Evolution wurden wir Menschen darauf festgelegt, mit einem limitierten Nahrungsangebot zu überleben. Nur wir Menschen können nahezu ausschließlich aufbereitete Nahrungsmittel zu uns nehmen, die damit selten und schwierig zu bekommen sind. Heute hat sich das Verhältnis von seltener Nahrungsaufnahme und viel Bewegung in das Gegenteil verkehrt – mit den bekannten Folgen. Ein Adipositas-Gen als solches ist bisher nicht bekannt. Allerdings gibt es vererbbare Stoffwechselstörungen, die mit einem hohen Risiko für eine Adipositas und Gefäßerkrankungen einhergehen. Allerdings ist auch dabei keine Adipositas irreversibel. Strikte Kalorienrestriktion führt immer zu Gewichtsverlust. Allerdings werden, besonders in der Pubertät, die hypothalamischen Stellfunktionen wahrscheinlich irreversibel verändert, sodass durch ein ständiges Hungergefühl eine Diät mit willentlicher Kalorienrestriktion nicht durchgehalten werden kann.

Tab. 10.2 IVF-Therapieergebnisse in Abhängigkeit vom BMI; Daten entnommen von Provost et al. 2016)

	BMI 18,5–24,9	BMI 25–29,9	BMI 30–34,9	BMI 35–39,9	BMI 40–44,9	BMI 45–49,9	BMI > 50
Zahl der IVF-Zyklen	134.588	54.822	24.922	11.747	4084	1292	463
Zahl der gewonnenen Oozyten	12,4	12,3	12,3	12,1	11,6	11,2	10,5
Zyklus-Abbruchrate	10,3 %	11,3 %	11,3 %	12,2 %	13,3 %	14,2 %	11,7 %
Transferierte Embryonen	2,4	2,4	2,4	2,4	2,4	2,5	2,3
Blastozystenrate	26,6 %	25,9 %	26,1 %	25,1 %	22,0 %	20,3 %	21,5 %
Implantationsrate	29,5 %	28,3 %	26,9 %	25,8 %	23,6 %	22,9 %	20,3 %
Klinische Schwangerschaftsrate	37,9 %	36,8 %	35,7 %	33,7 %	32 %	30,6 %	30 %
Abortrate	11,3 %	12,7 %	14,6 %	15,3 %	14,8 %	17,6 %	20,3 %
Lebendgeburtsrate	31,4 %	29,8 %	28 %	26,3 %	24,3 %	22,8 %	21,2 %

n = 239.127 IVF-Zyklen, 2008–2010, SART, USA

10.3 Chancen auf eine Schwangerschaft

Die Spontanschwangerschaftschancen pro Zyklus können bei Adipositas reduziert sein. Allerdings fehlen konkrete Zahlen aus Studien in Abhängigkeit vom BMI und erst recht für die altersspezifischen Fruchtbarkeitsziffern (Geburtsrate/Frau). Einleuchtend ist, das bei einer Regeltempostörung durch Übergewicht mit weniger Blutungen (und damit weniger Ovulationen) pro Jahr die Chancen abnehmen müssen.

Für IVF-Therapien gibt es allerdings inzwischen zahlreiche Daten, da diese gut erhoben werden können. ➤ Tab. 10.2 zeigt die Bedeutung des Körpergewichts für den Erfolg einer IVF-Behandlung. Diese Zusammenstellung beruht auf den Daten des US-amerikanischen IVF-Registers (SART; Provost et al. 2016). Es wurden für die Jahre 2008–2010 insgesamt 239.127 frische IVF-Zyklen nach der WHO-Einteilung des BMI ausgewertet. Deutlich ist zu erkennen, dass mit steigendem BMI die Blastozystenformationsrate (beeinträchtigte Embryoentwicklung bei Adipositas), die Implantationsrate (beeinträchtigte Einnistungsfähigkeit des Embryos und/oder schlechtere Einnistungsbedingungen in der Gebärmutterschleimhaut), die klinische Schwangerschaftsrate und die Lebendgeburtsrate signifikant fallen, bei gleichzeitig deutlichem Anstieg der Abortrate. Die Zahl der gewonnenen Oozyten ist über alle BMI-Bereiche relativ konstant. Dasselbe gilt für die Zyklusabbruchrate. Hier zeigt sich zusammengefasst also bei konstanter Eizellzahl, aber signifikant schlechterem Zyklus-Outcome mit zunehmendem BMI die große Bedeutung der beeinträchtigten Eizellqualität. Diese Annahme wird gestützt durch eine Analyse der Daten des Deutschen IVF-Registers 2011. In sogenannten Kryozyklen nämlich konnte tendenziell ein geringerer, negativer Einfluss des Körpergewichts der Frau auf die Chancen nachgewiesen werden (Kupka et al. 2011). Die Abnahme der Eizellzahl bei einem BMI > 50 hat operationstechnische Gründe. Die Operationsrisiken bei der Follikelpunktion insgesamt steigen erfahrungsgemäß erheblich mit steigendem BMI.

Unter reproduktiven Gesichtspunkten muss auf die peripartale Mortalität und Morbidität geachtet werden. Hervorzuheben ist hier eine sehr große kanadische Studie (Schummers et al. 2015) mit 226.958 Einlingsschwangerschaften von 2004–2012. ➤ Tab. 10.3 zeigt anhand dieser Daten den erwarteten Risikoanstieg für einen Gestationsdiabetes, Präeklampsie, Makrosomie, Schulterdystokie und Totgeburtsrate mit steigendem präkonzeptionellem BMI. Diese Risikoerhöhungen sind statistisch signifikant. Eine 10 % Reduktion des BMI präkonzeptionell ist aber auch mit einer 10 % geringeren Rate der aufgeführten Komplikationen verbunden. Es wurde in diesem Kollektiv kein erhöhtes Risiko für Frühgeburtlichkeit mit zunehmendem BMI und keine steigende maternale Mortalität beobachtet; es gibt für diese Risiken aber auch Studien, die ein gegenteiliges Ergebnis erbrachten. Zu erklären sind diese divergenten Beobachtungen durch die multifaktorielle Genese von extremer Frühgeburtlichkeit und Müttersterblichkeit.

Tab. 10.3 Schwangerschafts- und Geburtsrisiken in Abhängigkeit vom BMI (Daten entnommen von Schummers et al. 2015

	BMI 18,5–24,9 n = 144.502	BMI 25–29,9 n= 46.317	BMI 30–34,9 n= 17.210	BMI 35–39,9 n = 6695	BMI ≥40 n = 3380
Gestationsdiabetes	6,1 %	9,7 %	13,7 %	16,6 %	20,8 %
Präeklampsie	3,4 %	6,4 %	10 %	12,8 %	16,3 %
Makrosomie	1,4 %	2,8 %	3,8 %	4,5 %	6,1 %
Schulterdystokie	3,5 %	4,1 %	4,1 %	4,4 %	4,1 %
Sectiorate	26,5 %	33,1 %	38,2 %	43,1 %	49,7 %
Totgeburt	0,3 %	0,3 %	0,4 %	0,4 %	0,6 %
Spontane Frühgeburt < 32 SSW	0,6 %	0,6 %	0,6 %	0,6 %	0,5 %
Maternale Mortalität	0,6 %	0,6 %	0,6 %	0,5 %	0,6 %

n = 226.958 Schwangerschaften, Kanada, 2004–2012

Auch die Art und Qualität der Schwangerenvorsorge und Geburtsbetreuung werden eine Rolle spielen. Es ist zusammengefasst aber vernünftig anzunehmen, dass natürlich mit steigendem BMI auch die Risiken für Frühgeburtlichkeit und Müttersterblichkeit steigen.

Weiter müssen adipöse Frauen mit Kinderwunsch darüber aufgeklärt werden, dass das Risiko für angeborene Fehlbildungen um den Faktor 1,37 (95-prozentiges Konfidenzintervall 1,26–1,49) steigt (> Tab. 10.4; Persson et al. 2017). Hierbei handelt es sich vor allem um Neuralrohrdefekte, kardiale Septumdefekte, anorektale Atresien und genitale Fehlbildungen. Gerade übergewichtige Frauen mit Kinderwunsch müssen zusätzlich darauf hingewiesen werden, dass die sonografische Diagnostik aufgrund der ungünstigen physikalischen Schallbedingungen in ihrer Aussagekraft erheblich eingeschränkt ist, was vor allem bei der frühzeitigen Entdeckung von intrauterinen Wachstumsretardierungen und Fehlbildungen eine besondere Bedeutung hat.

Damit nicht genug, müssen übergewichtige Frauen mit Kinderwunsch auch noch über das erhöhte postnatale Mortalitätsrisiko im 1. Lebensjahr aufgeklärt

Tab. 10.4 Risiken angeborener fetaler Fehlbildungen bei mütterliche Adipositas gegenüber normalgewichtigen Müttern, Schweden, 2001–2014, 1.243.957 Einlingsgeburten, in Abhängigkeit vom BMI (Daten entnommen von Persson et al. 2017; Darstellung angelehnt an Stubert et al. 2018)

Fehlbildung	BMI 18,5–24,9	BMI ≥ 40	Adjustiertes relatives Risiko	95 % KI
	Häufigkeit (%)	Häufigkeit (%)		
Schwere angeborene Fehlbildungen	3,40	4,70	1,37	26–11,49
Fehlbildungen des Nervensystems	0,09	0,18	1,88	1,20–2,94
Herzfehler	1,56	2,26	1,44	1,27–1,63
Lippen-, Kiefer-, Gaumenspalten	0,14	0,21	1,44	0,96–2,16
Augenfehlbildungen	0,19	0,20	1,03	0,68–1,57
Gastrointestinale Fehlbildungen	0,15	0,23	1,54	1,05–2,28
Harnwegsfehlbildungen	0,34	0,40	1,19	0,88–1,60
Genitale Fehlbildungen	0,46	0,63	1,43	1,13–1,80
Extremitätenfehlbildungen	0,35	0,45	1,29	0,98–1,70
Andere	0,21	0,30	1,39	0,99–1,95

werden. Kinder übergewichtiger Mütter haben dabei ein erhöhtes Risiko für einen plötzlichen Kindstod.

Ohne dass oben ausführlich darauf eingegangen werden konnte, muss darauf hingewiesen werden, dass auch ein übergewichtiger Mann mitverantwortlich für eine Paarsterilität sein kann. Schlechte Ejakulatanalysen finden sich signifikant häufiger bei übergewichtigen Männern. Zudem sind von dem Problem Übergewicht bei Paarsterilität oft beide Partner betroffen. Insofern sollte die unbedingt notwendige Gewichtsreduktion durch Lifestyle-Änderung immer beide Partner miteinbeziehen. Schwangerschafts- und Geburtskomplikationen und fetale Malformationen sind aber ausschließlich mit einer maternalen Adipositas verbunden. Hier scheinen also paternale Imprintingfehler in der Spermiogenese bei Adipositas kein eigener Risikofaktor zu sein.

Allerdings – mit Blick auf die Paarsterilität – kann ein moderates Übergewicht des männlichen Partners auch Ausdruck eines höheren sozioökonomischen Status sein mit positiven Auswirkungen auf andere Faktoren (Kupka et al. 2011).

> **Empfehlungen für die Behandlung übergewichtiger Frauen mit Kinderwunsch (nach Mahutte et al. 2018)**
> 1. Betroffene Frauen und ihr Problem Übergewicht ernst nehmen und Vorsicht mit der vorschnellen Aufforderung zur Gewichtsreduktion. Das ist den Betroffenen natürlich bekannt, stellt sie aber oft vor unlösbare Probleme ohne ärztliche Hilfe.
> 2. Einfühlsame Beratung hinsichtlich des insgesamt schlechteren reproduktiven Outcomes für alle Parameter: Spontanschwangerschaftsrate, Therapieergebnisse IVF, Schwangerschaftsverlauf, perinatale Komplikationen für Kind und Mutter, postpartale kindliche Morbidität.
> 3. Jede Gewichtsabnahme von 1 kg/m^2 führt zu einem Anstieg der Lebendgeburtsrate um 0,5 %.
> 4. Daher immer Angebot einer ärztlich begleiteten Gewichtsreduktion.

10.4 Therapiehinweise

Frauen mit Übergewicht sollten vor einer Sterilitätstherapie einem Diabetologen zum Ausschluss einer Insulinresistenz und ggf. Einleiten einer Metformin-Therapie vorgestellt werden. Damit ist zusätzlich zu der notwendigen Diät ein Gewichtsverlust von etwa 2 kg zu erzielen. Erste Daten für Fettresorptionshemmer (z. B. Orlistat) führen ebenfalls zu einem zusätzlichen Gewichtsverlust von etwa 3 kg im Durchschnitt. Bei einem BMI von über 40 sollte – vor allem nach nicht effektivem Gewichtsverlust durch Diät und einer Veränderung des Lebensstils – der Hinweis auf die Möglichkeiten der bariatrischen Chirurgie nicht fehlen. In Studien werden Gewichtsverluste abhängig von der operativen Technik zwischen 25 und 45 kg berichtet. Auch nach 10 und mehr Jahren bleibt der erzielte Gewichtsverlust bei 15–30 kg. Empfehlungen raten derzeit noch zu einem Abstand von Operation zu einem angestrebten Konzeptionszyklus von 1–2 Jahren. Aktuelle Studien aber weisen darauf hin, dass diese lange Zeit nicht notwendig ist und die Rate an Komplikationen in der Schwangerschaft von Frauen mit Zustand nach bariatrisch-chirurgischen Eingriffen auch bei früher Konzeption nicht höher ist. Hier müssen weitere Aspekte wie das Alter und die ovarielle Funktionsreserve unbedingt mitberücksichtigt werden.

LITERATUR

Anderson AD, Solorzano CMB, McCartney CR. Childhood obesity and its impact on the development of adolescent PCOS. Semin Reprod Med 2014; 32: 202–213.

Ibáñez L, Zegher F de. Polycystic ovary syndrome in adolescent girls. Pediatr Obes 2020; 15: e12586.

Kupka MS, Gnoth C, Buehler K, Dahncke W, Kruessel J-S. Impact of female and male obesity on IVF/ICSI: results of 700,000 ART-cycles in Germany. Gynecol Endocrinol 2011; 27: 144–149.

Mahutte N, Kamga-Ngande C, Sharma A, Sylvestre C. Obesity and reproduction. J Obstet Gynaecol Can JOGC 2018; 40: 950–966.

Persson M, Cnattingius S, Villamor E, et al. Risk of major congenital malformations in relation to maternal overweight and obesity severity: cohort study of 1.2 million singletons. BMJ 2017; 357: j2563.

Provost MP, Acharya KS, Acharya CR, et al. Pregnancy outcomes decline with increasing body mass index: analysis of 239,127 fresh autologous in vitro fertilization cycles from the 2008–2010 Society for Assisted Reproductive Technology registry. Fertil Steril 2016; 105: 663–669.

Schummers L, Hutcheon JA, Bodnar LM, Lieberman E, Himes KP. Risk of adverse pregnancy outcomes by prepregnancy body mass index: a population-based study to inform prepregnancy weight loss counseling. Obstet Gynecol 2015; 125: 133–143.

Stubert J, Reister F, Hartmann S, Janni W. The risks associated with obesity in pregnancy. Dtsch Arzteblatt Int 2018; 115: 276–283.

KAPITEL 11

Franz Kainer

Schwanger 40+ – Was sagt der Geburtshelfer?

11.1	Einführung	88
11.2	Schwangerschaftsrisiken	88
11.3	Risiken durch assoziierte Grunderkrankungen	90
11.4	Schwangerschaftsbetreuung	90
11.5	Geburtsbetreuung	92
11.5.1	Geburtseinleitung	92
11.5.2	Intrapartale Betreuung	92
11.6	Prävention von Komplikationen	92

11.1 Einführung

Der Anteil der Frauen, die bei der Geburt ihres Kindes älter als 40 Jahre sind, hat sich in den letzten 30 Jahren in Ländern mit hohem Pro-Kopf-Einkommen vervierfacht. Insgesamt ist der Prozentsatz der Schwangeren > 40 Jahre mit circa 3–5 % zwar noch relativ gering (➤ Abb. 11.1), er wird aber aus verschiedenen Gründen in den nächsten Jahren noch deutlich zunehmen. Ursachen dafür sind die medizinischen Fortschritte in der Reproduktionsmedizin, aber auch sozioökonomische Faktoren. Das ideale Alter für eine Schwangerschaft liegt zwischen 20 und 30 Jahren. Ab diesem Alter kommt es zu einem Anstieg von altersbedingten Schwangerschaftskomplikationen, daher ist eine risikoadaptierte Betreuung angezeigt.

Anhand der Daten aus der Bayerischen Perinatalerhebung ist die Zunahme des Gebäralters im Lauf der Jahre gut nachvollziehbar (➤ Abb. 11.2).

11.2 Schwangerschaftsrisiken

➤ Tab. 11.1 zeigt die Schwangerschaftsrisiken in Abhängigkeit vom mütterlichen Alter.

Chromosomenstörungen und Fehlbildungen

Das erhöhte Risiko für Chromosomenanomalien ab 35 Jahre ist seit Langem fester Bestandteil der Mutterschaftsrichtlinien. Im Vergleich zu Schwangeren zwischen 20 und 34 Jahren ist das Risiko für Chromosomenanomalien signifikant erhöht (OR 7,13 [KI 5,95–8,53; Fredericksen et al. 2018). Dies gilt vor allem für das Auftreten der Trisomie 21, aber auch weitere chromosomale Aberrationen wie die Trisomie 13 und Trisomie 18. Abgesehen von den Chromosomenaberrationen kommt es bei älteren Schwangereren jedoch zu keiner altersbedingten Erhöhung von weiteren Fehlbildungen.

Fehlgeburten

Schwangere ab 40 Jahre haben ein doppelt so hohes Risiko für Fehlgeburten im Vergleich zu Frauen zwischen 20 und 24 Jahren (Koshnood et al. 2008). Auch eine dänische Kohortenstudie belegt diese Ergebnisse (OR 4,05 [KI 3,11–5,27]; Fredericksen et al. 2018).

Die Zunahme der Fehlgeburtenrate ist in erster Linie vom erhöhten Risiko für Chromosomenanomalien abhängig. Weitere negative Einflussfaktoren

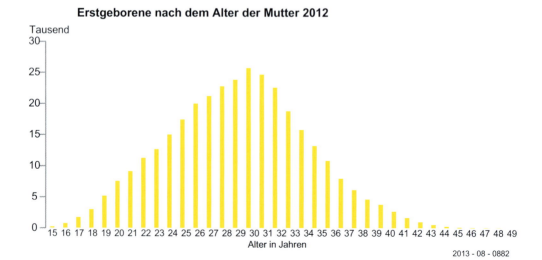

Abb. 11.1 Alter der Mutter bei der Geburt des ersten Kindes (Statistisches Bundesamt 2013) [W193]

11.2 Schwangerschaftsrisiken

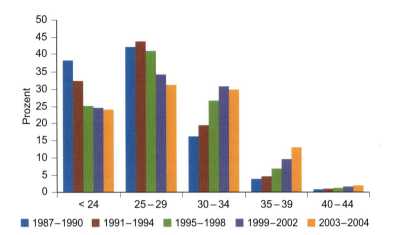

Abb. 11.2 Entwicklung des mütterlichen Alters bei der Geburt des ersten Kindes anhand von 991.696 Geburten aus Daten der Bayerischen Perinatalerhebung (Karl und Lack 2009) [H136-001/ L143]

Tab. 11.1 Prävalenz für einen negativen Schwangerschaftsausgang aufgrund des mütterlichen Alters; Daten von 2008–2014 (N = 369.516; Fredericksen et al. 2018)

Outcome	Mütterliches Alter			
	20–34 (Referenz; n = 300.863)	35–39 (n = 58.910)	40 oder älter (n = 9743)	Pearson X²
Chromosomenaberrationen				
2.822 (0,76)	1.671 (0,56)	778 (1,32)	373 (383)	< 0,001
Fehlend = 0				
Kongenitale Fehlbildungen				
12.434 (3,36)	9.997 (3,32)	2.054 (3,49)	383 (3,93)	0,001
Fehlend = 0				
Fehlgeburt				
1.959 (0,54)	1.248 (0,42)	555 (0,96)	156 (1,68)	< 0,001
Fehlend = 5.768 (1,6)	4.061 (1,4)	1.251 (2,1)	456 (4,7)	
Totgeburt				
1.045 (0,29)	812 (0,28)	195 (0,35)	38 (0,43)	0,001
Fehlend = 13.275 (3,6)	9.739 (3,2)	2.695 (4,6)	841 (8,6)	
Geburt vor der 34. SSW				
4.452 (1,25)	3.516 (1,21)	758 (1,35)	178 (2,01)	< 0,001
Fehlend = 14.371 (3,9)	10.590 (3,5)	2.899 (4,9)	882 (9,1)	
Gesamtoutcome				
12.598 (5,84)	16.429 (5,46)	4.115 (6,99)	1.054 (10,82)	< 0,001
Daten in n (%), wenn nicht anders angegeben				

sind die erhöhte Rate von Adipositas, Diabetes mellitus und autoimmunologischen Erkrankungen bei älteren Schwangeren.

Frühgeburten, Wachstumsrestriktion

Das Risiko für Frühgeburten < 37+0 SSW ist im Vergleich zu der Altersgruppe < 30 Jahre signifikant erhöht (OR 1,54 [KI 1,47–1,60]). Auch der Anteil der Feten mit einer Wachstumsrestriktion ist deutlich erhöht (Jacobsson et al. 2004). Die erhöhte Rate von Feten mit eingeschränkter Plazentafunktion führt verständlicherweise zu einer Zunahme von iatrogenen Frühgeburten, sodass diese Parameter sich gegenseitig verstärken.

Totgeburten

Die erhöhte Rate von Totgeburten wird in vielen Studien belegt (OR 2,07 [KI 1,79–2,40]). Das Risiko steigt ab 45 Jahre nochmals deutlich an (OR 3,76 [KI 2,22–6,40]; Jacobsson et al. 2004). In umfangreichen aktuellen Kohortenstudien konnte dieser Zusammenhang nicht gefunden werden (Fredericksen et al. 2018). Ein Grund für die unterschiedlichen Ergebnisse könnte darin liegen, dass durch eine intensivierte Schwangerenbetreuung (Doppler-Sonografie, optimierte Diabetesbetreuung, Vermeidung von Geburtsterminüberschreitung) das Risiko bei älteren Schwangeren deutlich reduziert werden konnte.

11.3 Risiken durch assoziierte Grunderkrankungen

Die erhöhte Inzidenz altersabhängiger Grunderkrankungen (Diabetes mellitus, Herzinfarkt, Lupus erythematodes, Hypertonie, Nierenerkrankungen), aber auch onkologische Erkrankungen können zu einer Beeinträchtigung der Schwangerschaft und Komplikationen unter der Geburt führen. Weitere prädisponierende Risikofaktoren wie Adipositas und Rauchen haben zudem bei älteren Schwangeren einen stärkeren negativen Einfluss auf Schwangerschaftskomplikationen im Vergleich zu Schwangeren zwischen 20 und 34 Jahren (Fredericksen et al. 2018).

11.4 Schwangerschaftsbetreuung

> Aufgrund der erhöhten Risikofaktoren ist eine risikoadaptierte Schwangerenbetreuung angezeigt.

Das Risiko von Erkrankungen aus dem Formenkreis des metabolischen Syndroms wie Diabetes mellitus, arterielle Hypertonie und vaskuläre Erkrankungen nimmt mit dem Alter zu (➤ Abb. 11.3). Schwere maternale Komplikationen nehmen ab 40 Jahre signifikant zu. Vor allem ab 45 Jahre steigt der Anteil der Fälle mit intensivpflichtigen Komplikationen deutlich an.

Ersttrimesteruntersuchung

So ist zusätzlich zu den in den Mutterschaftsrichtlinien vorgesehenen Ultraschalluntersuchungen ein differenzierter Fehlbildungsausschluss zwischen 11. und 13. SSW sowie 20. und 22. SSW zu empfehlen. Eine differenzierte Fehlbildungsdiagnostik inklusive Nackentransparenzmessung (NT) sowie ein nicht-invasiver Pränataltest (NIPT) ermöglichen einen zuverlässigen Ausschluss von Chromosomenanomalien auch ohne routinemäßige invasive Pränataldiagnostik. Ein sogenannter NIPT sollte erst nach einer ausführlichen Ultraschalluntersuchung erfolgen, da bei erhöhter NT und bei auffälliger Sonomorphologie eine invasive Diagnostik durchgeführt werden sollte. In diesen Fällen soll keine NIPT als alleinige Maßnahme eingesetzt werden.

Zusätzlich kann die Risikobeurteilung für das Entstehen einer Präeklampsie anhand von biophysikalischen Faktoren (Pulsatilitätsindex der Aa. uterinae, mittlerer arterieller Blutdruck) sowie von anamnestischen und biochemischen Risikomarkern (Pregnancy-associated Plasma Protein A, PAPP-A; Placental Growth Factor, PlGF) erfolgen. Bei erhöhtem Präeklampsierisiko sollte niedrig dosierte Acetylsalicylsäure (ASS: 150 mg) gegeben werden. Die Therapie soll möglichst vor 16+0 SSW begonnen werden und mindestens bis 34+0 SSW erfolgen.

Fehlbildungsausschluss II. Trimenon

Beim Fehlbildungsausschluss im II. Trimenon sollten neben den fetalen Parametern auch die Zervixlängenmessung sowie eine differenzierte Beurteilung der Plazenta erfolgen, da bei älteren Schwangeren mit einer erhöhten Rate von Fällen mit Placenta praevia und Implantationsstörungen zu rechnen ist.

11.4 Schwangerschaftsbetreuung

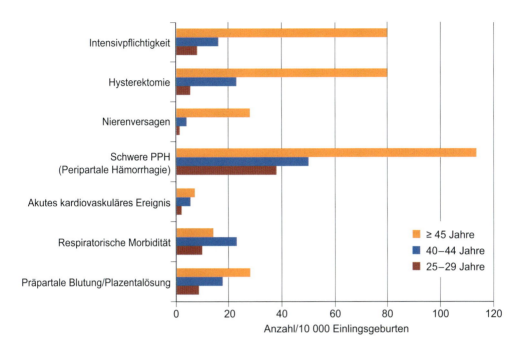

Abb. 11.3 Schwangerschafts- und Geburtskomplikationen in Abhängigkeit vom mütterlichen Alter [H135-002/ L143]

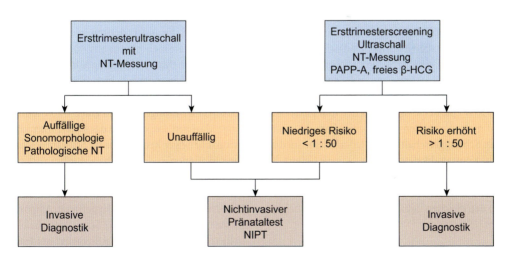

Abb. 11.4 Abklärung auf Chromosomenstörungen bei Schwangeren > 40 Jahre; NT = Nackentransparenzmessung; NIPT = nichtinvasiver Pränataltest [L143/M1046]

11.5 Geburtsbetreuung

11.5.1 Geburtseinleitung

Aufgrund des erhöhten Risikos für einen intrauterinen Fruchttod und weiterer perinataler Risikofaktoren (fetale Azidose, Mekoniumaspirationssyndrom, Makrosomie) soll eine Geburtseinleitung ab 39+0 SSW besprochen werden. Da ein Fruchttod insgesamt sehr selten auftritt, erfolgt die Entscheidung zur Einleitung im Informed Consent mit der Schwangeren. In die Entscheidung zur Einleitung sollten weitere Parameter (Diabetes mellitus, Präklampsie, Oligohydramnion, auffällige fetomaternale Doppler-Werte) einbezogen werden.

11.5.2 Intrapartale Betreuung

Sectioindikation

Die Sectiorate ist bei Schwangeren > 40 Jahre deutlich erhöht. Diese signifikant höhere Sectiorate ist neben medizinischen Parameter auch durch psychische Faktoren wesentlich mitbeeinflusst. So ist es verständlich, dass eine Schwangere nach meist jahrelangen Sterilitätsbehandlungen das Risiko einer Geburtskomplikation nicht mehr auf sich nehmen will und sich für die primäre Sectio entscheidet. In vielen Fällen kommt dieses Vorgehen auch dem betreuenden Frauenarzt entgegen, da bei einer primären Sectio mit 39+0 SSW eine Reihe von perinatalen Komplikationen nicht mehr vorhanden ist. Bei einer komplikationsfreien Schwangerschaft gibt es jedoch keine medizinische Kontraindikation für eine vaginale Geburt. Bei spontanem Wehenbeginn ist primär ein konservatives Vorgehen angezeigt, auch eine Geburtseinleitung kann nach den gleichen Indikationen erfolgen wie bei jüngeren Gebärenden.

> Das erhöhte maternale Alter ist per se keine Indikation für eine Sectio.

Geburtsverlauf

Intrapartal ist mit einer erhöhten Rate von protrahierten Geburtsverläufen zu rechnen, da die Kontraktionsreserve des Uterus beeinträchtigt sein kann. Bei guter Selektion können jedoch bis 80 % der Gebärenden mit einer vaginalen Entbindung rechnen, ohne dass dadurch die vaginal operativen Entbindungen im Vergleich zu jüngeren Frauen ansteigen. Aufgrund der altersbedingten Veränderung des Beckenbodens ist mit einer erhöhten Rate von Geburtsverletzungen zu rechnen.

Postpartaler Verlauf, Wochenbett

Bedingt durch die Wehenschwäche und die erhöhte Rate von Geburtsverletzungen ist mit einem erhöhten Blutverlust zu rechnen.

Bei einer optimalen Stillanleitung ist Stillen auch bei älteren Frauen problemlos umsetzbar. Das erhöhte Risiko für eine Wochenbettdepression kann durch entsprechende Fragebögen frühzeitig erkannt werden und führt so zu deutlich milderen Verlaufsformen.

11.6 Prävention von Komplikationen

Frauen mit Schwangerschaften in einem Alter ab 40 Jahren stammen häufig aus höheren sozialen Schichten, ernähren sich meist gesund, haben einen gesunden Lebensstil, verzichten weitgehend auf Alkohol, Nikotin und Drogen und können dadurch die Risiken einer Frühgeburt und einer Wachstumsstörung reduzieren. Insgesamt ist das höhere Alter jedoch ein unabhängiger Risikofaktor für Schwangerschaftskomplikationen, sodass auf die weiterhin vorhandenen Risikofaktoren gezielt eingegangen werde muss. Vorhandene Grunderkrankungen (Diabetes mellitus, Herz-Nieren-Erkrankungen, Hypertonie, Adipositas) sollten bereits vor Eintritt einer Schwangerschaft kontrolliert und bei Bedarf optimal therapiert werden. Bei Raucherinnen sollte dringend zur Abstinenz geraten werden. Ebenso sollte der Einfluss von Alkohol und Drogen erfragt und nach Möglichkeit vermieden werden. So sollte bereits vor Eintritt der Schwangerschaft bei Diabetikerinnen eine Normoglykämie erreicht sein und bei Medikamenteneinnahme (z. B. Epilepsie) sollte auf Therapiekonzepte ohne teratogene Nebenwirkungen umgestellt werden. Neben einer Optimierung der Ferritin- und Schilddrüsenwerte soll eine Folsäuretherapie bereits präkonzeptionell erfolgen.

Die Betreuung erfolgt entsprechend den Mutterschaftsrichtlinien und den vorhandenen Leitlinien. Durch additive Untersuchungen (Zervixsonografie, Doppler-Sonografie) können typische Risikokonstellationen (Frühgeburt, IUGR) frühzeitig erfasst und behandelt werden.

Das erhöhte Risiko für Mutter und Kind kann durch eine fachkompetente Betreuung während der Schwangerschaft und Geburt vermindert, jedoch nicht vollständig vermieden werden.

LITERATUR

Destatis. Geburtentrends und Familiensituation in Deutschland. 2013. Aus: https://www.destatis.de/DE/Themen/Gesellschaft-Umwelt/Bevoelkerung/Haushalte-Familien/Publikationen/Downloads-Haushalte/geburtentrends-5122203129004.pdf?__blob=publicationFile.

Fredericksen LE, Ernst A, Brix N et al. Risk of adverse pregnancy outcomes at advanced maternal age. Obstet Gynecol 2018; 131: 457–463.

Fredericksen LE, Ernst A, Brix N et al. Risk of adverse pregnancy outcomes at advanced maternal age. Obstet Gynecol 2018; 131 (3): 457–463.

Jacobsson B, Ladfor L, Milsom I. Advanced maternal age and adverse perinatal outcome. Obstet Gynecol 2004; 104 (4): 727–733.

Karl K, Lack N. Die ältere Erstgebärende – wie hoch ist das Risiko wirklich? Hebamme 2009; 22 (4): 234–237.

Koshnood B, Bouvier-Colle MH, Léridon H, Blondel B. Impact de l'age maternel élevé sur la fertilité, la santé de la mere et la santé de l'enfant. J Gynécol Obstét Biol Reprod 2008; 37: 733–747.

Lean SC, Derricott H, Jones RL, Heazell AEP. Advanced maternal age and adverse pregnancy outcomes: A systematic review and meta-analysis. PLoS ONE 2017; 12 (10): e0186287.

Pinheiro RL, Areia AL, Pinto AM, Donato H. Advanced maternal age: adverse outcomes of pregnancy. A meta-analysis. Acta Med Port 2019; 32 (3): 219–226.

Tallarek AC, Stepan H. Die ältere Schwangere über 40. Gynäkologische Endokrinologie 2020; 18: 67–72.

KAPITEL 12

Heike Trappe und Katja Köppen

Sozialdemografische Ursachen und Folgen des Aufschubs des Erstgebäralters von Frauen

12.1	Datenlage zum Erstgebäralter von Frauen	96
12.1.1	Geburtenstatistik	96
12.1.2	Mikrozensus	96
12.2	Der Aufschub des Erstgebäralters im Überblick	96
12.3	Die Realisierung von Fertilitätsintentionen im Altersvergleich	98
12.4	Ursachen und Folgen des Aufschubs des Erstgebäralters	100
12.5	Kann Sozialpolitik den Zeitpunkt der Familiengründung beeinflussen?	100
12.6	Fazit für die Praxis	101

12.1 Datenlage zum Erstgebäralter von Frauen

12.1.1 Geburtenstatistik

In der laufenden Geburtenstatistik wird ab 2009 für alle Geburten festgestellt, um das wievielte Kind der Mutter es sich handelt, sodass seitdem der Anteil kinderloser Frauen und das Alter der Frau bei der Geburt von Kindern verschiedener Ordnungszahl sicher bestimmt werden kann. Bis 2008 war für das frühere Bundesgebiet und seit der Wiedervereinigung für Deutschland insgesamt lediglich bekannt, wie alt Frauen bei der Geburt ihres ersten Kindes *in der bestehenden Ehe* waren. Diese Angabe wurde aufgrund des steigenden Anteils von außerhalb einer Ehe geborenen Kindern und aufgrund von erneuten Eheschließungen zunehmend ungenau. Neben der Ordnungszahl des Kindes enthält die Geburtenstatistik nur wenige Angaben zu den Eltern, wie deren Staatsangehörigkeit, Wohnort und Familienstand.

„Die von den Standesämtern erhobenen Informationen zu Geburten werden in den Statistischen Ämtern im Rahmen einer gemeinsamen Bundesstatistik aufbereitet. In dieser Statistik werden alle Lebend- und Totgeburten, die in der Bundesrepublik im jeweiligen Berichtszeitraum registriert wurden, erfasst. Ausnahmen gelten lediglich für die Fälle, in denen die Mutter nicht zur Wohnbevölkerung Deutschlands zählt. Geburten von Deutschen im Ausland werden nur dann erfasst, wenn diese im zuständigen Standesamt am Wohnsitz der Mutter (in Deutschland) nachbeurkundet wurden."
Forschungsdatenzentren der Statistischen Ämter des Bundes und der Länder 2020a

12.1.2 Mikrozensus

Im Mikrozensus, einer jährlich durchgeführten Befragung von einem Prozent aller Haushalte in Deutschland, werden Frauen zwischen 15 und 75 Jahren seit 2008 in der Regel alle 4 Jahre auf freiwilliger Basis nach der Anzahl ihrer geborenen Kinder gefragt (Forschungsdatenzentren der Statistischen Ämter des Bundes und der Länder 2020b). Angaben zur Kinderzahl und zur Kinderlosigkeit können in Kombination mit weiteren Merkmalen, wie dem Bildungsstand, der Erwerbsbeteiligung, dem Familienstand oder der Migrationsgeschichte, ausgewertet werden (Statistisches Bundesamt 2019). Da die Geburtsdaten der leiblichen Kinder nicht direkt erfragt werden, sind Analysen in Verbindung mit dem Gebäralter nur stark eingeschränkt möglich.

12.2 Der Aufschub des Erstgebäralters im Überblick

In der Bundesrepublik Deutschland begann der Aufschub des Erstgebäralters bereits zu Beginn der 1970er-Jahre, während er in der DDR erst in der zweiten Hälfte der 1980er-Jahre einsetzte (Bujard und Diabaté 2016). Unmittelbar vor der Wiedervereinigung im Jahr 1989 waren Frauen in der DDR mit 22,9 Jahren bei der Geburt ihres ersten Kindes etwa 4 Jahre jünger als westdeutsche Frauen (Statistisches Bundesamt 2012). Seit der Wiedervereinigung hat sich der Anstieg des Erstgebäralters im früheren Bundesgebiet graduell fortgesetzt, während in den neuen Bundesländern insbesondere in den 1990er-Jahren eine rasche Annäherung – wenn auch bislang keine vollständige Angleichung – erfolgte (Bujard und Diabaté 2016). Im Jahr 2018 betrug das durchschnittliche Alter bei der ersten Geburt im früheren Bundesgebiet 30,0 und in den neuen Bundesländern 29,2 Jahre (Statistisches Bundesamt 2020). Ein steigendes Erstgebäralter von Frauen impliziert aufgrund der relativ stabilen Altersdifferenz in gegengeschlechtlichen Partnerschaften auch ein zunehmendes Alter von Männern bei der Familiengründung.

➢ Abb. 12.1 zeigt, dass sich der Anstieg des Erstgebäralters in den 10 Jahren von 2009 bis 2018 ungebrochen fortgesetzt hat. Auch bei der Geburt des zweiten Kindes ist das Durchschnittsalter der Frauen, jedoch mit geringerer Rate, im Zeitverlauf angestiegen, während es bei Kindern höherer Ordnungszahl weitgehend stabil geblieben ist. Frauen mit drei und mehr Kindern haben ihre ersten beiden Kinder im Mittel deutlich früher bekommen als Frauen mit weniger Kindern. Die wesentliche Konsequenz des Anstiegs des Alters bei der Geburt des ersten Kindes ist die Verkürzung der reproduktiven Phase. Der Auf-

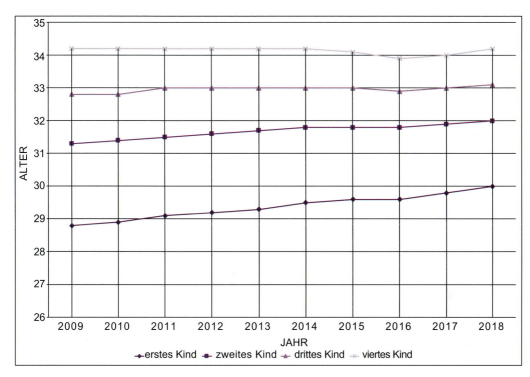

Abb. 12.1 Durchschnittliches Alter der Mutter bei der Geburt ihrer Kinder verschiedener Ordnungszahl, 2009–2018 (Quelle: Statistisches Bundesamt Genesis-Online) [W193]

schub der Realisierung bestehender Kinderwünsche in ein höheres Alter führt dazu, dass diese später nur zum Teil tatsächlich realisiert werden können. Auch das Risiko ungewollter Kinderlosigkeit steigt (te Velde et al. 2012), wobei der Anteil ungewollt kinderloser Frauen in Österreich und Deutschland im internationalen Vergleich besonders hoch ausfällt (Beaujouan 2019). Die schwierige Vereinbarkeit von Familie und Erwerbstätigkeit, vor allem bei hochqualifizierten Frauen, wird als einer der entscheidenden Gründe dafür angesehen.

Deutschland zählt innerhalb Europas zu den Ländern mit überdurchschnittlich hohem Erstgebäralter. Ein noch höheres Alter wiesen im Jahr 2018 die Niederlande, Griechenland, Irland, die Schweiz, Luxemburg, Spanien sowie Italien auf, während die osteuropäischen Länder das andere Ende des Altersspektrums dominieren (Eurostat 2020).

Hinter dem durchschnittlichen Erstgebäralter verbirgt sich eine erhebliche Varianz: Es ist etwas geringer bei nicht miteinander verheirateten Eltern als bei verheirateten Eltern, wobei sich die Unterschiede im Zeitverlauf deutlich verringert haben. Aufgrund der zunehmenden Entkopplung einer Eheschließung und der Geburt des ersten Kindes konzentriert sich der Anstieg des Erstgebäralters vor allem auf nicht miteinander verheiratete Eltern. Der Anteil außerehelicher Geburten hat sich seit 2012 nur geringfügig verändert und lag, bezogen auf Erstgeburten im Bundesdurchschnitt, im Jahr 2018 bei 42 % (West: 37 %, Ost: 68 %). Des Weiteren konzentriert sich der Anstieg des Erstgebäralters größtenteils auf Frauen mit deutscher Staatsangehörigkeit, während dieses bei Ausländerinnen etwa 2 Jahre geringer ausfällt und relativ stabil ist (Statistisches Bundesamt 2020).

Ergebnisse des Mikrozensus 2012 legen nahe, dass Frauen mit akademischem Abschluss ihr erstes Kind im Durchschnitt 3 Jahre später bekamen als Frauen ohne akademischen Abschluss (Statistisches Bundesamt 2013). Auch aktuellere Auswertungen des Mikrozensus bestätigen ein überdurchschnittlich hohes Erstgebäralter von Akademikerinnen und eine sich auf 26 % im Jahr 2018 belaufende (Deutschland insgesamt: 21 %), leicht rückläufige Kinderlosenquote

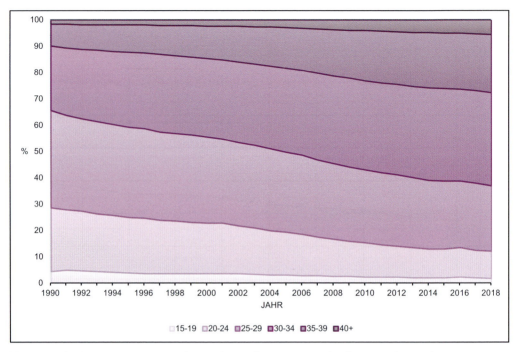

Abb. 12.2 Nach Altersgruppen zusammengefasste Geburtenziffern, 1990–2018 (Quelle: Statistisches Bundesamt Genesis-Online) [W193]

(Statistisches Bundesamt 2019). Bei Akademikerinnen findet ein zunehmend großer Anteil der Erstgeburten nach dem 35. Lebensjahr statt (Bujard und Diabaté 2016).

Aus ➤ Abb. 12.2 wird ersichtlich, wie sich die nach Altersgruppen von Frauen zusammengefassten Geburtenziffern seit Beginn der 1990er-Jahre entwickelt haben. Im Jahr 1990 wiesen die 25- bis 29-jährigen Frauen die höchsten Geburtenziffern auf, während sich die 20- bis 24-jährigen und die 30- bis 34-jährigen Frauen in ihren etwas geringeren Anteilen kaum voneinander unterschieden. Seitdem erhöhte sich der Anteil der 30- bis 34-jährigen Frauen an den Geburten zuungunsten der jüngeren Frauen. Im Jahr 2004 realisierten die 30- bis 34-jährigen Frauen erstmalig anteilig am meisten Geburten, eine Tendenz, die sich seit Mitte der 2000er-Jahre verstärkt hat. Im Jahr 2018 entfielen 35 % aller Lebendgeborenen auf Frauen dieser Altersgruppe und jeweils knapp ein Viertel auf die bis zu 5 Jahre jüngeren und die bis zu 5 Jahre älteren Frauen. Frauen im Alter ab 40 Jahren brachten im Jahr 2018 rund 6 % aller Kinder zur Welt, während dieser Anteil 1990 noch bei 1,5 % lag. Somit hat sich die zeitliche Einordnung der Geburten von Kindern im Lebenslauf von Frauen im betrachteten Zeitraum beträchtlich nach hinten verlagert.

Immer mehr Frauen bekommen ihr erstes Kind im 4. Lebensjahrzehnt. Im Jahr 2018 waren die Mütter von 3 % der Erstgeborenen unter 20 Jahre alt, von 12 % zwischen 20 und 24, von 30 % zwischen 25 und 29, von 36 % zwischen 30 und 34, von 16 % zwischen 35 und 39 und von 3 % 40 Jahre und älter (Sonderauswertung von Daten des Statistischen Bundesamts).

12.3 Die Realisierung von Fertilitätsintentionen im Altersvergleich

Studien, die den Effekt des steigenden Erstgebäralters auf die Verwirklichung des Kinderwunsches untersuchen, zeigen, dass es Frauen ab einem Alter von 35 Jahren immer schwerer fällt, ihre Fertilitätsintentionen zu verwirklichen (Beaujouan et al. 2019). Die Schwierigkeit, den Kinderwunsch mit zunehmendem Alter auch tatsächlich zu realisieren, soll deshalb im Nachfolgenden mithilfe eines Paneldatensatzes untersucht werden. Panelstudien sind Längsschnittstudien, welche die gleichen Informationen zu mehreren Zeitpunkten erheben und dabei jedes Mal die gleiche Stichprobe befragen. Auf diese Art lassen sich die zeitliche Struktur zwischen den Variablen am besten abbilden und Veränderungen auf Individualebene erfassen – eine notwendige Bedingung für die Darstellung kausaler Zusammenhänge (Pforr und Schröder 2015). Für die folgende Analyse wurden die ersten 10 Wellen des Beziehungs- und Familienpanels **pairfam** ausgewertet.

> **Datengrundlage „pairfam" – das Beziehungs- und Familienpanel**
>
> Die Analysen basieren auf den Daten des Beziehungs- und Familienpanels **pairfam** aus den Jahren 2008/2009 bis 2017/2018. Das Beziehungs- und Familienpanel ist eine multidisziplinäre Längsschnittstudie zur Erforschung partnerschaftlicher und familialer Lebensformen in Deutschland (Huinink et al. 2011). Die jährliche Befragung enthält Informationen von über 12.000 bundesweit zufällig ausgewählten Personen der Geburtsjahrgänge 1971–73, 1981–83 und 1991–93. Der zeitnahe Kinderwunsch wird anhand der Zustimmung zu der Frage „Haben Sie vor, in den nächsten 2 Jahren ein Kind zu bekommen?" operationalisiert. Dabei wurden nur die Angaben von Frauen verwendet, die zu Beginn des Surveys kinderlos und nicht schwanger waren.

Ziel ist es, über einen Zeitraum von maximal zehn Jahren, die Geburtenhäufigkeit von kinderlosen, nicht schwangeren Frauen mit ihren geäußerten zeitnahen Fertilitätsintentionen abzugleichen. Wurde ein zeitnaher Kinderwunsch angegeben, wird deskriptiv untersucht, ob innerhalb der darauffolgenden 2 bzw. 5 Jahre tatsächlich eine Geburt oder eine Schwangerschaft erfolgte. Positive Fertilitätsintention wird also mit tatsächlich realisierten Geburten bzw. Schwangerschaften abgeglichen. Insgesamt 789 kinderlose Frauen mit Kinderwunsch wurden untersucht. Zum Zeitpunkt der letzten Befragung haben 14 % dieser Frauen 2 Jahre später, nachdem sie einen positiven Kinderwunsch geäußert haben, auch ihr erstes Kind bekommen oder waren schwanger. Nach 5 Jahren waren insgesamt 23 % der kinderlosen Frauen Mutter geworden oder waren schwanger zum Zeitpunkt des Interviews.

Die Altersunterschiede sind dabei bemerkenswert (> Tab. 12.1). Mit zunehmendem Alter fällt es schwerer, geplante Schwangerschaften bzw. Geburten kurzfristig, das heißt innerhalb von 2 Jahren, zu realisieren. Von den jüngsten Frauen mit positiven Fertilitätsintentionen erlebten 14 % nach maximal 2 Jahren die Geburt eines Kindes oder eine Schwangerschaft. Frauen in der mittleren Altersgruppe konnten zu 17 % ihren Kinderwunsch realisieren, während Frauen über 35 nur zu 8 % eine Geburt oder Schwangerschaft angeben konnten. Über einen längeren Zeitraum gesehen steigt jedoch auch die Rate der Geburten. Es ist vor allem die Gruppe der Frauen im Alter 30–34, also die Gruppe, auf die in Deutschland generell die meisten Geburten entfallen, die ihren Kinderwunsch auch realisieren kann: 40 % der Frauen zwischen 30 und 34 Jahren haben 5 Jahre nach Äußerung einer positiven Fertilitätsintention auch ein erstes Kind bekommen bzw. sind schwanger geworden. Interessanterweise haben Frauen im jüngeren Alter (16–29) und höherem Alter (35–47) zu einem gleich großem Anteil (18 %) ihren Kinderwunsch innerhalb von 5 Jahren realisieren können. Für die jüngeren Frauen spielen jedoch andere Gründe eine Rolle, wie zum Beispiel eine höhere Partnerschaftsinstabilität und somit auch fluktuierende Fertilitätsintentionen und -möglichkeiten.

Tab. 12.1 Kinderlose Frauen mit Kinderwunsch innerhalb der nächsten 2 Jahre (N = 789)

	Alter 16–29	Alter 30–34	Alter 35–47
Realisiert innerhalb von 2 Jahren	14 %	17 %	8 %
Realisiert innerhalb von 5 Jahren	18 %	40 %	18 %
Anzahl	477	192	120

Quelle: Beziehungs- und Familienpanel pairfam, Wellen 1–10, Daten gewichtet mittels Design-Gewicht (Brüderl et al. 2011)

12.4 Ursachen und Folgen des Aufschubs des Erstgebäralters

Der bislang ungebrochene Trend zum Aufschub des Alters bei der Geburt des ersten Kindes wird auf ein Zusammenspiel von kulturellen, strukturellen, ökonomischen und partnerschaftsbezogenen Faktoren zurückgeführt. Dazu zählen insbesondere die breite Verfügbarkeit sicherer Verhütungsmittel, die zunehmende soziale Akzeptanz von Kinderlosigkeit bei gleichzeitig gestiegenen gesellschaftlichen Erwartungen an eine Elternschaft, die Bildungsexpansion und der Wunsch von Frauen und Männern, sich zunächst beruflich zu etablieren, von Unsicherheiten und Flexibilitätsanforderungen geprägte Erwerbsphasen sowie ein Rückgang stabiler Paarbeziehungen. Bei Existenz einer Paarbeziehung und eines Kinderwunsches muss der Zeitpunkt seiner Realisierung zumeist mit der beruflichen und sonstigen Lebensplanung beider Partner abgestimmt werden (Bujard und Diabaté 2016; Mills et al. 2011). Auch das vergleichsweise hohe Alter, in dem sich Frauen und Männer einer IVF/ICSI-Behandlung unterzogen haben, wird die Tendenz zum Aufschub unterstützt haben. Die Möglichkeit des Einfrierens eigener Eizellen (Social Freezing) als Option der Verwirklichung des Kinderwunsches in höherem Alter wird zunehmend diskutiert und bereits umgesetzt. Allerdings ist diese Methode derzeit noch kostenintensiv. Da bislang keine belastbaren Daten zur Inanspruchnahme vorliegen, hängen Ergebnisse zu den Erfolgsaussichten von zahlreichen weiteren Annahmen ab (Klüber et al. 2020).

Da immer weniger Frauen ihr erstes Kind in einem Alter unter 30 Jahre bekommen, erfolgt eine zunehmende Konzentration von Geburten im vierten Lebensjahrzehnt, bislang vor allem im Alter bis zu 35 Jahren (Pötzsch 2013). Dies führt zu einer Kompression der generativen Phase im Leben von Frauen, die sich für einige soziale Gruppen, wie Frauen mit höheren Bildungsabschlüssen, besonders deutlich zeigt. Wollen Frauen bzw. Paare in höherem Alter mehrere Kinder haben, ergeben sich häufig relativ geringe Geburtenabstände. Bestätigt wird dies durch Ergebnisse des Mikrozensus 2012: Die Abstände zwischen den einzelnen Geburten werden immer kürzer, je älter die Mutter bei der Geburt des ersten Kindes war. Eine Frau, die im Alter von 20 Jahren erstmals Mutter wird, bekommt im Durchschnitt 10 Jahre später ihr drittes Kind. Für Frauen, die mit 33 Jahren das erste Mal Mutter werden, reduziert sich dieses Intervall auf 5 Jahre (Pötzsch 2016).

In der Familienforschung wurde vor dem Hintergrund dieser Entwicklungen der Begriff der „Rushhour des Lebens" geprägt. Dieser bezeichnet zum einen die zeitliche Ballung von Entscheidungen zu Beruf, Partnerwahl und Kindern im Lebenslauf und zum anderen die hohe Arbeitsbelastung von Eltern in der Lebensphase mit Kleinkindern durch häufig beiderseitige Erwerbstätigkeit, Haushalt und Familie (Bujard und Panova 2016). Der Trend zu späterer Familiengründung führt demnach neben dem Anstieg ungewollter Kinderlosigkeit auch zu einem Rückgang von Geburten höherer Ordnungszahlen, einer vermehrten Inanspruchnahme reproduktionsmedizinischer Leistungen und letztlich zu einem niedrigeren Geburtenniveau.

12.5 Kann Sozialpolitik den Zeitpunkt der Familiengründung beeinflussen?

Die Möglichkeiten von Sozialpolitik, auf den Zeitpunkt der Familiengründung Einfluss zu nehmen, sind beschränkt, da beispielsweise lange Ausbildungswege, unsichere Erwerbsphasen oder Schwierigkeiten bei der Partnerfindung außerhalb ihres Wirkungsfeldes liegen. Dennoch können Rahmenbedingungen geschaffen werden, die eine (frühere) Familiengründung erleichtern, wie hinsichtlich einer besseren Vereinbarkeit von Ausbildungsphasen und Familiengründung (z. B. Ermöglichung von Teilzeitausbildungen) oder von Erwerbstätigkeit und Familiengründung (z. B. qualitativ hochwertige und verlässliche Kinderbetreuung, Eindämmung prekärer Beschäftigungsverhältnisse, Stärkung einer familienfreundlichen Unternehmenskultur, Erleichterung des Zugangs zu reproduktionsmedizinischen Leistungen; Mills et al. 2011). Insgesamt ist ein kultureller Wandel erforderlich, der mehr Offenheit gegenüber einer Familiengründung während einer Ausbildung oder jenseits des 35. Lebensjahres von Frauen und Männern gleichermaßen einschließt (Bujard und Panova 2016).

12.6 Fazit für die Praxis

- Das mittlere Alter von Frauen bei der Geburt ihres ersten Kindes ist in Deutschland stetig angestiegen und beträgt mittlerweile 30 Jahre (2018). Immer mehr Frauen bekommen ihr erstes Kind im vierten Lebensjahrzehnt, hauptsächlich zwischen 30 und 34 Jahren (36 % 2018).
- Es ist unwahrscheinlich, dass das Erstgebäralter wieder zurückgehen wird. Dies ist in keinem Land Europas der Fall. Die kulturellen und ökonomischen Faktoren, die den Anstieg begünstigt haben – z. B. Wertewandel und hohe Bildungsbeteiligung von Frauen – wirken weiterhin.
- Verschiedene soziale Gruppen von Frauen weisen deutliche Unterschiede im durchschnittlichen Erstgebäralter auf: Akademikerinnen sind etwa 3 Jahre älter als Frauen ohne akademischen Abschluss, Frauen mit deutscher Staatsangehörigkeit sind rund 2 Jahre älter als Ausländerinnen, verheiratete Frauen sind etwa 1,5 Jahre älter als unverheiratete Frauen, Frauen in Westdeutschland sind ein knappes Jahr älter als Frauen in Ostdeutschland.
- Die Realisierung bestehender Kinderwünsche wird mit zunehmendem Alter schwieriger und das Risiko unfreiwilliger Kinderlosigkeit steigt.
- Mit dem Anstieg des Erstgebäralters geht aufgrund der biologisch bedingten Abnahme der Fruchtbarkeit eine Kompression der generativen Phase von Frauen, insbesondere bei Akademikerinnen, einher. Weitere Geburten erfolgen oft in einem engen Zeitfenster mit geringem Abstand.
- Der Aufschub der Familiengründung in ein höheres Lebensalter wird in Zukunft die Nachfrage nach reproduktionsmedizinischen Leistungen erheblich erhöhen. Eine realistische Aufklärung über deren Chancen und Risiken ist ebenso erforderlich wie eine Aufklärung über die biologischen Grenzen der Fruchtbarkeit.
- Für bestimmte Gruppen von Frauen mag das Einfrieren eigener Eizellen („Social Freezing") eine Option sein, um die Chancen der Geburt eines Kindes im fortgeschrittenen Alter zu erhöhen.

LITERATUR

Beaujouan É. Die große Lücke: Vor allem in Deutschland und Österreich bleiben viele Frauen ungewollt kinderlos. Demografische Forschung aus erster Hand 2019; 16 (4): 4.

Beaujouan É, Reimondos A, Gray E, Evans A, Sobotka T. Declining realisation of reproductive intentions with age. Human Reproduction 2019; 34 (10): 1906–1914.

Brüderl J, Ludwig V, Pforr K, Schumann, N. Praktische Anwendungsbeispiele zum Umgang mit den pairfam-Daten (Welle 1). Pairfam Technical Paper 2011: Universität Mannheim.

Bujard M, Diabaté S. Wie stark nehmen Kinderlosigkeit und späte Geburten zu? Neue demografische Trends und ihre Ursachen. Der Gynäkologe 2016; 5: 393–404.

Bujard M, Panova R. Zwei Varianten der Rushhour des Lebens: Lebensentscheidungen bei Akademiker/innen und Zeitbelastung bei Familien mit kleinen Kindern. Bevölkerungsforschung Aktuell 2016; 37 (1): 11–20.

Eurostat. Mean age of women at birth of first child. 2020. Aus: https://ec.europa.eu/eurostat/databrowser/view/tps00017/default/table?lang=en (letzter Zugriff: 05.10.2020).

Forschungsdatenzentren der Statistischen Ämter des Bundes und der Länder. Statistik der Geburten. 2020a. Aus: https://www.forschungsdatenzentrum.de/de/bevoelkerung/geburten (letzter Zugriff: 05.10.2020).

Forschungsdatenzentren der Statistischen Ämter des Bundes und der Länder. 2020b. Mikrozensus. Aus: https://www.forschungsdatenzentrum.de/de/haushalte/mikrozensus (letzter Zugriff: 05.10.2020).

Huinink J, Brüderl J, Nauck B, Walper S, Castiglioni L, Feldhaus M. Panel analysis of intimate relationships and family dynamic (pairfam): Conceptual framework and design. Zeitschrift für Familienforschung 2011; 23 (1): 77–101.

Klüber CM, Greene BH, Wagner U, Ziller V. Cost-effectiveness of social oocyte freezing in Germany: estimates based on a Markov model. Archives of Gynecology and Obstetrics 2020; 301(3): 823–829.

Mills M, Rindfuss RR, McDonald P, te Velde E. Why do people postpone parenthood? Reasons and social policy incentives. Human Reproduction Update 2011; 17 (6): 848–860.

Pforr K, Schröder J. Warum Panelstudien. Leibniz-Institut für Sozialwissenschaften. Mannheim: GESIS, 2015. Aus: www.gesis.org/fileadmin/upload/SDMwiki/Panelstudien_Pforr_Schroeder_08102015_1.1.pdf (letzter Zugriff: 05.10.2020).

Pötzsch O. Wie wirkt sich der Geburtenaufschub auf die Kohortenfertilität in West und Ost aus? Wirtschaft und Statistik 2013; 2: 87–101.

Pötzsch O. Demografisches Bild der Fertilität in Deutschland vor und nach dem Zensus 2011: Noch keine Trendwende in Sicht. Comparative Population Studies 2016; 41: 67–100.

Statistisches Bundesamt. Geburten in Deutschland. Wiesbaden: Ausgabe 2012.

Statistisches Bundesamt. Durchschnittliches Alter bei der ersten Geburt – Mütter im Alter von 35 bis 44 Jahren

2012 nach höchstem Bildungsabschluss. 2013. Aus: https://www.destatis.de/DE/Themen/Gesellschaft-Umwelt/Bevoelkerung/Geburten/Tabellen/alter-geburt-bildung.html (letzter Zugriff: 05.10.2020).

Statistisches Bundesamt. Daten zu Kinderlosigkeit, Geburten und Familien: Ergebnisse des Mikrozensus 2018. 2019. Aus: https://www.destatis.de/DE/Themen/Gesellschaft-Umwelt/Bevoelkerung/Geburten/_inhalt.html;jsessionid=9772370F7857AA3816A1FE02299D998E.internet712#sprg233218 (letzter Zugriff: 05.10.2020).

Statistisches Bundesamt. Daten zum durchschnittlichen Alter der Mutter bei Geburt nach der Geburtenfolge für 1. Kind, 2. Kind, 3. Kind und insgesamt 2018. 2020. Aus: https://www.destatis.de/DE/Themen/Gesellschaft-Umwelt/Bevoelkerung/Geburten/Tabellen/geburten-mutter-biologischesalter.html (letzter Zugriff: 05.10.2020).

te Velde E, Habbema D, Leridon H, Eijkemans M. The effect of postponement of first motherhood on permanent involuntary childlessness and total fertility rate in six European countries since the 1970s. Human Reproduction 2012; 27 (4): 1179–1183.

KAPITEL 13

Markus S. Kupka

Welche Datensammlung bietet welche Informationen?

1	D·I·R	106
2	BZgA	106
3	QS-Repromed	107
4	EIM	107
5	EUROCET	107
6	ICMART	107
7	Anzard	107
8	CDC	107
9	SART	110
10	BELRAP	110
11	ÖBIG	110
12	SGRM – FIVNAT-CH	111
13	NVOG	111
14	PMA	111
15	HFEA	111
16	*Ferti*PROTEKT	112
17	CREAThE	112
18	WHO	112

In der Beratungssituation wird häufig die Frage gestellt, wo denn verlässliche Angaben zu Erfolgshäufigkeiten und entsprechenden Schwangerschaftsraten zu finden seien. Bei speziellen Themen wird ebenfalls wiederholt nach Vergleichsergebnissen aus dem Ausland gefragt. Bei Konstellation wie vorliegender chronischer Infektionen oder der Thematik Krebs und Kinderwunsch werden zuweilen auch hier Erkundigungen zu speziellen Datensammlungen eingeholt.

Um nun möglichst zügig einen Überblick vermitteln zu können, welche Datensammlung welche Anforderung erfüllen kann, wird hier eine Tabelle (> Tab. 13.1) vorgestellt, die nach der subjektiv

Tab. 13.1 Datensammlungen im Rahmen der Kinderwunschbehandlung

1	**D·I·R** Deutsches IVF-Register e.V. Nationale Datensammlung deutscher Reproduktionsmediziner seit 1982 mit umfangreichen Jahresberichten auf Deutsch (unter dem Menüpunkt „Jahresberichte" die Jahresberichte seit 1991) https://www.deutsches-ivf-register.de
2	**BZgA** Bundeszentrale für gesundheitliche Aufklärung Auf Deutsch, unter dem Menüpunkt Kinderwunsch → Behandlung → Chancen und Risiken → Chancen der Behandlung allgemeinverständliche Aufarbeitung der D·I·R-Ergebnisse https://www.familienplanung.de/
3	**QS-Repromed** Serviceseite der Ärztekammer Schleswig-Holstein (ÄKSH) geschlossenes Informationsportal der Initiative von 14 Landesärztekammern https://www.qsrepromed.de/
4	**EIM** The European IVF Monitoring Consortium der ESHRE (European Society of Human Reproduction and Embryology) Auf Englisch, unter dem Menüpunkt „Publications and reports" Jahresberichte aus mehr als 30 europäischen Ländern seit 1997 https://www.eshre.eu/eim
5	**EUROCET** European Registry Of Competent Authorities For Tissues And Cells Medizinische Forschungseinrichtung, an einer italienischen Behörde angeschlossen, die Veröffentlichungen offizieller Angaben über Organspenden und Transplantationen erstellen soll Nicht vollständige Datensammlung aus Europa mit unklarer Herkunft Menüpunkt „Data collection from MAR Competent Authorities" Seit 2010 auf Englisch https://ec.europa.eu/eurostat/statistics-explained/index.php/Fertility_statistics
6	**ICMART** International Committee Monitoring Assisted Reproductive Technologies Welt-IVF-Register Auf Englisch, unter dem Menüpunkt „Reports & Publications" Jahresberichte aus mehr als 50 Ländern weltweit seit 2000 www.icmarticf.org
7	**ANZARD** Australian & New Zealand Assisted Reproduction Database Unter dem Menüpunkt „Annual Reports" die englischen Berichte seit 1992 https://npesu.unsw.edu.au/data-collection/australian-new-zealand-assisted-reproduction-database-anzard
8	**CDC** Centers for Disease Control and Prevention National Center for Chronic Disease Prevention and Health Promotion Division of Reproductive Health Amerikanischer Jahresbericht der zuständigen Behörde mit dezidierten Angaben zu jedem Zentrum auf Englisch seit 1995 https://www.cdc.gov/art/artdata/index.html

Tab. 13.1 Datensammlungen im Rahmen der Kinderwunschbehandlung *(Forts.)*

9	**SART** Society for Assisted Reproductive Technology Amerikanischer Landes-Jahresbericht und dezidierte Angaben zu jedem Zentrum der Fachgesellschaft auf Englisch seit 2003 https://www.sartcorsonline.com/rptCSR_PublicMultYear.aspx?reportingYear=2016
10	**BELRAP** Belgian Register for Assisted Procreation Belgische, nationale Auswertungen seit 1990 auf Englisch – sehr detailliert https://www.belrap.be/Public/Reports.aspx
11	**ÖBIG** Österreichisches Bundesinstitut für Gesundheitswesen Bundesministerium für Arbeit, Soziales, Gesundheit und Konsumentenschutz Nationaler Sammelbericht auf Deutsch seit 2016, öffentliche/private Zentren, ausschließlich Ergebnisse bei Behandlungen mit Kostenerstattung durch den „Fond" https://www.sozialministerium.at/Themen/Gesundheit/Eltern-und-Kind/IVF-Fonds.html
12	**SGRM – FIVNAT-CH** Schweizerische Gesellschaft für Reproduktionsmedizin Jahresberichte als Excel-Datei in Französisch seit 2000 www.sgrm.org/wb/pages/de/fivnat-kommission/statistiken_reports.php?lang=DE
13	**NVOG** Nederlandse Vereniging voor Obstetrie en Gynaecologie Holländische, zentrumsbezogene Auswertungen seit 2006 https://www.degynaecoloog.nl/nuttige-informatie/ivf-resultaten/
14	**PMA** Registro Nazionale Procreazione Medicalmente Assistita Italienisches IVF-Register der Gesundheitsbehörde Auf Englisch unter dem Menüpunkt „Highlights" die Jahresberichte seit 2013 Angaben zu jedem Zentrum bezüglich Behandlungshäufigkeit – keine Erfolgsraten http://old.iss.it/rpma/index.php?lang=2&tipo=25
15	**HFEA** Human Fertilisation and Embryology Authority Britische Behörde, die mit viel Geld alle Aspekte reguliert Für die Allgemeinheit nur auf Englisch, sehr verständlich aufgebautes Informationsmaterial Aufgrund technischer Probleme ist die Datensammlung seit 2016 nicht mehr in der Lage, einen detaillierten Jahresbericht zu liefern England-Jahresbericht 2018 unter „Publications" https://www.hfea.gov.uk/about-us/our-data/
16	***Ferti*PROTEKT** Deutschsprachiges Netzwerk zum Thema Krebs und Kinderwunsch – Erhaltung der Fruchtbarkeit Unter dem Menüpunkt „*Ferti*PROTEKT-Register" auf Deutsch Berichte für 2007–2016 https://fertiprotekt.com/
17	**CREAThE** Centres for Reproductive Assistance Techniques in HIV in Europe Europäische Datensammlung von Zentren, die HIV-positive Personen behandeln http://creathe.org/index.html
18	**WHO** World Health Organization Revised glossary on Assisted Reproductive Terminology (ART) The International Committee for Monitoring Assisted Reproductive Technology (ICMART) and the World Health Organization (WHO) Revised Glossary on ART Terminology, 2009 https://www.who.int/reproductivehealth/publications/infertility/art_terminology2/en/

eingeschätzten Priorität im Rahmen einer Kinderwunschberatung entstand.

Es geht zunächst um deutschsprachige Datensammlungen. Dann wird auf europäische Zahlenwerke abgehoben. Es erfolgt die Darstellung des weltweiten IVF-Registers. Anschließend folgen 3 nichteuropäische Datensammlungen mit detaillierten Angaben und schlussendlich werden 7 weitere europäische Länder herausgehoben und deren jeweilige nationale Datenerhebung dargestellt.

Die Spezialthemen des reproduktionsmedizinischen Glossars, das die Weltgesundheitsorganisation WHO zusammengestellt hat, die Datensammlung zu der Thematik HIV und Kinderwunsch sowie die Ergebnisse der Umfragen beim Netzwerk *Ferti*PROTEKT mit dem Schwerpunkt Krebs und Kinderwunsch werden ebenfalls aufgelistet.

Im Anschluss werden die einzelnen Datensammlungen kurz vorgestellt.

1 D·I·R

Das Deutsche IVF-Register wurde 1982 gegründet. Seit 1985 wurden Zusammenfassungen aller (damals circa 60) Arbeitsgruppen zusammengetragen und auf den jährlichen „IVF-Treffen" diskutiert. Bis 1995 lagen die Ergebnisse als Loseblattsammlung vor. Die Jahresberichte haben seit 1996 eine strukturierte Form, indem zunächst unter eigener Regie im Selbstverlag und später im Journal für Reproduktionsmedizin circa 20 Seiten mit gleichbleibender Struktur publiziert wurden.

Spezialauswertungen wurden jedes Jahr in unterschiedlicher Thematik hinzugefügt (➤ Abb. 13.1). Auch diese hat der Autor zusammengetragen, sodass schlussendlich seit 1991 sämtliche Jahresberichte im Internet abrufbar sind.

Seit dem Jahre 2013 wird auch eine englische Ausgabe erstellt.

2 BZgA

Die Bundeszentrale für gesundheitliche Aufklärung nutzt das Zahlenwerk des Deutschen IVF-Registers (D·I·R) und stellt es in sehr ansprechender Weise zielgerichtet für Kinderwunschpaare dar. Hier ist sicherlich der Zugang leichter und die Verständnisschwelle nicht ganz so hoch angesiedelt.

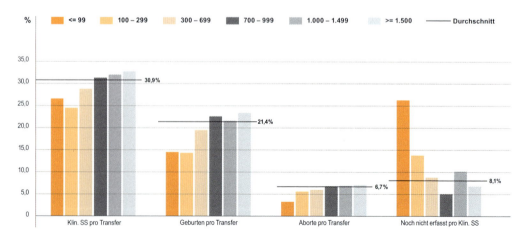

Abb. 13.1 Sonderauswertung aus dem D·I·R-Jahrbuch 2017. Dargestellt sind die Schwangerschaftsraten in Deutschland in Abhängigkeit der Größe des IVF-Zentrums gemessen an der Anzahl an Eizellentnahmen pro Jahr. Es ist klar erkennbar, dass große Zentren eine höhere Schwangerschaftsrate aufweisen. Die Fehlgeburtsrate ist annähernd identisch. (Deutsches IVF-Register 2017) [F949-005]

3 QS-Repromed

Ähnlich wie das Deutsche IVF-Register sammeln aktuell 14 von 17 Landesärztekammern Daten, die aus demselben Datensatz des Deutschen IVF-Registers erhoben werden. Schlussendlich leiten die teilnehmenden Zentren die Informationen an das Deutsche IVF-Register und gleichzeitig aus der lokal vorhandenen Software heraus auch an die Initiative QS-Repromed.

Leider ist nur teilnehmenden Ärztinnen und Ärzten ein Zugang möglich. Es kann jedoch in der Beratungssituation durchaus der Wunsch formuliert werden, hier die zentrumsbezogenen Analysen, die optisch sehr leicht verständlich dargestellt sind, ansehen zu wollen.

4 EIM

Das europäische IVF-Register (European IVF Monitoring Consortium, EIM) der Europäischen Gesellschaft für Reproduktionsmedizin (European Society of Human Reproduction and Embryology, ESHRE) arbeitet seit 1997 und veröffentlicht jährlich in wissenschaftlichen Fachjournalen einen Jahresbericht. Über 30 Länder nehmen an der Auswertung teil. Die Datenqualität und der Umfang der Daten sind sehr heterogen, dennoch sind die Kernaussagen, die sich u. a. auch auf die Inseminationsbehandlung beziehen, sehr hilfreich, um einzuschätzen, welche potenziellen Einschränkungen es in Deutschland durch legislative oder administrative Auflagen geben kann. Die Eizellspende, die Embryonenspende und die Präimplantationsdiagnostik sind Inhalte dieser Jahresberichte. Mithilfe dieser Jahresberichte kann beispielsweise auch über die Eizellspende informiert werden, obwohl diese in Deutschland zum aktuellen Zeitpunkt nicht erlaubt ist. Hier kann dem interessierten Patientenpaar die Internetseite genannt werden, sodass sie selbst die Analysen anschauen können – speziell für die Spendersamenbehandlung und für die homologe Insemination (➤ Tab. 13.2). Für diese beiden Therapiestrategien gibt es keine andere Datensammlung, die verlässliche Informationen liefert.

5 EUROCET

Die medizinische Forschungseinrichtung EUROCET (European Registry of Competent Authorities for Tissues and Cells) ist an einer Gesundheitsbehörde in Rom angesiedelt und beschäftigt sich mit Daten zur Organspende und zu Transplantationen. Schlussendlich soll diese Einrichtung auch über reproduktionsmedizinische Therapien berichten, was jedoch nur in sehr übersichtlicher Weise gelingt, denn die Datenquellen sind hier anders als bei dem Europäischen IVF-Register auf bestimmte Behörden begrenzt und nicht sehr transparent dargestellt. Dennoch kann hier auf diese Datensammlung verwiesen werden, gerade wenn der Aspekt der behördlichen Darstellung der Ergebnisse thematisiert wird.

6 ICMART

Das Welt-IVF-Register fasst seit dem Jahr 2000 über 50 Länder zusammen und publiziert ebenfalls einen Jahresbericht, der in der Regel ein Jahr hinter dem des Europäischen IVF-Registers liegt. Es ist leicht vorstellbar, dass hier die Heterogenität noch viel höher ist als auf der europäischen Ebene. Dennoch liefert das Zahlenwerk interessante Aspekte, gerade wenn es um den Vergleich unterschiedlicher Regionen oder Kontinente geht.

7 Anzard

Die Ergebnisse aus Neuseeland und Australien werden seit 1992 gemeinsam dargestellt. In diesen Jahresberichten finden sich spezielle Statistiken, die beispielsweise unterschiedliche embryonale Entwicklungsstufen betreffen. Darüber hinaus ist jeder Jahresbericht mit 14 bis 15 Zusatztabellen versehen, die ebenfalls sehr detailliert beispielsweise über den Schwangerschaftsausgang berichten (➤ Tab. 13.3).

8 CDC

In den Vereinigten Staaten von Amerika existieren zwei Register parallel. Dies liegt daran, dass eine Behörde, die dem Robert Koch-Institut entspricht

Tab. 13.2 Übersicht zu Schwangerschaftsraten bei Inseminationen aus dem Jahresbericht des europäischen IVF-Registers. Dies ist die einzige länderübergreifende Datensammlung zu Inseminationen (De Geyter et al. 2018).

Land	IUI-H						IUI-D					
	Zyklen	Geburten	Geburten (%)	Einlinge (%)	Zwillinge (%)	Drillinge (%)	Zyklen	Geburten	Geburten (%)	Einlinge (%)	Zwillinge (%)	Drillinge (%)
Albania	54	5	9,3	80,0	20,0	0,0						
Belarus	409	69	16,9	96,9	3,1	0,0	5	3	60,0	100,0	0,0	0,0
Belgium	12933	753	5,8	95,1	4,9	0,0	8281	615	7,4	95,8	4,1	0,2
Bosnia-Herzegovina	184	13	7,1	92,3	7,7	0,0						
Bulgaria	1018	105	10,3	97,1	2,9	0,0	241	31	12,9	96,8	3,2	0,0
Croatia	1224	51	4,2	100,0	0,0	0,0						
Denmark	10016	1211	12,1	89,3	9,5	1,2	10141	781	7,7	93,2	6,4	0,4
Estonia	150	10	6,7	100,0	0,0	0,0	145	7	4,8	100,0	0,0	0,0
Finland	3226	278	8,6	93,5	6,5	0,0	1176	150	12,8	94,7	5,3	0,0
France	52731	5343	10,1	89,4	10,3	0,3	3618	660	18,2	88,5	10,9	0,6
Germany												
Greece	4924	363	7,4	93,1	6,6	0,3	605	58	9,6	91,2	7,0	1,8
Ireland	631	51	8,1	86,3	13,7	0,0	166	26	15,7	92,3	7,7	0,0
Italy	23866	1529	6,4	90,1	9,5	0,3	37	1	2,7	100,0	0,0	0,0
Kazakhstan	620	9	1,5	100,0	0,0	0,0	94	3	3,2	100,0	0,0	0,0
Latvia	149	8	5,4	100,0	0,0	0,0	143	5	3,5	100,0	0,0	0,0
Lithuania	450	30	6,7	72,2	27,8	0,0						
Macedonia	1144	41	3,6				2	0				
Montenegro	128	15	11,7	100,0	0,0	0,0						
Norway	238	30	12,6	93,3	6,7	0,0	530	81	15,3	95,1	4,9	0,0
Poland	9738	656	6,7	93,3	6,6	0,2	1699	172	10,1	95,2	4,8	0,0
Portugal	2089	212	10,1	89,1	10,9	0,0	199	33	16,6	75,0	25,0	0,0
Romania	1817	139	7,6	91,4	8,6	0,0	481	43	8,9	81,4	18,6	0,0
Russia	10178	1107	10,9	93,4	6,6	0,0	3793	597	15,7	95,1	4,5	0,3

13 Welche Datensammlung bietet welche Informationen?

Serbia	349											
Slovenia	662	59	8,9	84,7	15,3	0,0	1	0				
Spain	28204	2705	9,6	87,9	11,5	0,6	11973	1640	13,7	89,1	10,6	0,3
Sweden							870	122	14,0	94,3	5,7	0,0
Ukraine	1764	184	10,4	91,8	8,2	0,0	321	50	15,6	94,0	6,0	0,0
UK	6430						4681	643	13,7	93,6	5,9	0,5
Gesamt*	175326	14976	8,5	90,0	9,5	0,3	49.202	5721	11,6	92,0	7,7	0,3

Bosnien-Herzegowina besteht aus zwei Teilen: der Föderation Bosnien und Herzegowina sowie der Republik Srpska.
* Gesamt bezieht sich auf die Länder, in denen Daten berichtet und der mittlere Prozentsatz berechnet wurden der Länder mit kompletten Informationen. Polen: Bei der IUI-H and IUI-D gibt es 282 bzw. 63 Schwangerschaften mit unbekanntem Ausgang.
H = Husband = homologe Insemination; D = Donor = Spendersamenbehandlung

Tab. 13.3 Übersicht zu Schwangerschaftsraten nach Kryo-Behandlungen in Abhängigkeit vom Entwicklungsgrad der Embryonen. Der Unterschied der Erfolgswahrscheinlichkeit wird hier sehr deutlich. (https://npesu.unsw.edu.au/data-collection/australian-**new-zealand**-assisted-reproduction-database-anzard#annual%20reports)

Stadium/Behandlungsergebnis	Alter der Gruppe (Jahre)[a]							
	< 35		35–39		≥ 40		Gesamt	
	CL[b]	BL[c,d]	CL[b]	BL[c,e]	CL[b]	BL[c,f]	CL[b]	BL[c,g]
Embryotransferzyklen	1.050	11.387	1.002	9.305	790	4.384	2.842	25.076
Klinische Schwangerschaften	228	4.662	203	3.482	94	1.252	525	9.396
Lebendgeburt	176	3.892	165	2.759	56	882	397	7.533
Klinische Schwangerschaften pro Embryotransferzyklus (%)	21,7	40,9	20,3	37,4	11,9	28,6	18,5	37,5
Lebendgeburten pro Embryotransferzyklus (%)	16,8	34,2	16,5	29,7	7,1	20,1	14,0	30,0

[a] Alter zu Beginn eines Behandlungszyklus
[b] CL = Cleavage Stage = Embryonen von Tag 2–3
[c] BL = Blastozyste = Embryonen von Tag 5–6
[d] einschließlich 2 Zyklen, in denen sowohl Blastozysten als auch Embryonen von Tag 2–3 transferiert wurden
[e] einschließlich 4 Zyklen, in denen sowohl Blastozysten als auch Embryonen von Tag 2–3 transferiert wurden
[f] einschließlich 5 Zyklen, in denen sowohl Blastozysten als auch Embryonen von Tag 2–3 transferiert wurden
[g] einschließlich 11 Zyklen, in denen sowohl Blastozysten als auch Embryonen von Tag 2–3 transferiert wurden

(Centers for Disease Control and Prevention, CDC) seit 1995 gesetzlich verpflichtet wurde, einen Jahresbericht zu erstellen. Zunächst wurden die Daten der medizinischen Fachgesellschaft SART (Society for Assisted Reproductive Technology) dazu genutzt, indem die CDC die Daten käuflich erwarben und nach speziellen Routinen selbst erneut auswerteten.

Inzwischen können die CDC auf eine eigene Datensammlung zugreifen, was zur Folge hat, dass die Kinderwunschzentren zwei Erfassungssysteme bedienen müssen. Der große Unterschied zu vielen Registern besteht bei den CDC darin, dass pro Zentrum detailliert abgerufen werden kann, wie die Erfolgswahrscheinlichkeiten sind (➤ Abb. 13.2). Hierbei wird auch dargestellt, welche Therapiestrategien jedes Zentrum anbietet, ob beispielsweise die Leihmutterschaft oder die Eizellspende möglich ist.

Ebenfalls eher ungewöhnlich ist, dass am Ende des Jahresberichts auch die Zentren gelistet werden, die nicht an der Datensammlung teilnehmen, um herauszustellen, dass sich die anderen Zentren hier einer Vergleichbarkeit unterziehen.

9 SART

Die Amerikanische Gesellschaft für Reproduktionsmedizin (American Society for Reproductive Medicine, ASRM) hat als Untergesellschaft die Datensammlung SART ins Leben gerufen. Diese agiert jedoch eigenständig und veröffentlicht seit 2003 einen amerikanischen Landesbericht mit dezidierten Angaben zu jedem einzelnen Zentrum sowie den CDC. Es ist jedoch deutlich mühsamer, hier auf der Internetseite die Informationen abzurufen.

10 BELRAP

Auf europäischer Ebene sind auf Englisch die Jahresberichte aus Belgien abrufbar. Dieses kleine Land verfügt über eine sehr detaillierte Datensammlung und publiziert beispielsweise auch Ergebnisse zu unterschiedlichen Stimulationsmedikamenten.

11 ÖBIG

In unserem Nachbarland Österreich gibt es gesetzlich versicherte Patienten, die über den sogenannten Fond die Kinderwunschbehandlung finanziert bekommen. Die IVF-Zentren bekommen nur die Gebühren für diese Behandlung bezahlt, wenn sie auch über die Ergebnisse berichten. Daher ist diese Datensammlung sehr vollständig. Es wird jedoch in keinster Weise dokumentiert, wie selbstfinanzierte Behandlungszyklen in Österreich verlaufen.

WEILL CORNELL MEDICINE
CENTER FOR REPRODUCTIVE MEDICINE
NEW YORK, NEW YORK

DISCLAIMER: Patient medical characteristics, such as age, diagnosis, and ovarian reserve, affect the success of ART treatment. Comparison of success rates across clinics may not be meaningful due to differences in patient populations and ART treatment methods. The success rates displayed here do not reflect any one patient's chance of success. Patients should consult with a doctor to understand their chance of success based on their own characteristics.

Success Rates for ART Intended Retrievals Among Patients Using Their Own Eggs[a,b,c]   Data verified by Zev Rosenwaks, MD

	Patient Age				
	<35	35–37	38–40	41–42	≥43
All patients (with or without prior ART cycles)					
Number of **intended retrievals**	858	622	805	525	481
Percentage of intended retrievals resulting in live births	44.8%	35.2%	24.7%	14.5%	4.2%
Percentage of intended retrievals resulting in singleton live births	38.3%	29.3%	21.5%	12.4%	4.2%
Number of **retrievals**	779	532	697	435	376
Percentage of retrievals resulting in live births	49.3%	41.2%	28.6%	17.5%	5.3%
Percentage of retrievals resulting in singleton live births	42.2%	34.2%	24.8%	14.9%	5.3%
Number of **transfers**	845	566	625	348	297
Percentage of transfers resulting in live births	45.4%	38.7%	31.8%	21.8%	6.7%
Percentage of transfers resulting in singleton live births	38.9%	32.2%	27.7%	18.7%	6.7%
Number of intended retrievals per live birth	2.2	2.8	4.0	6.9	24.1
New patients (with no prior ART cycles)					
Percentage of new patients having live births after 1 intended retrieval	51.9%	39.6%	25.4%	13.3%	7.2%
Percentage of new patients having live births after 1 or 2 intended retrievals	58.4%	49.2%	33.3%	20.7%	10.8%
Percentage of new patients having live births after all intended retrievals	59.3%	52.0%	36.9%	22.2%	10.8%
Average number of intended retrievals per new patient	1.2	1.3	1.4	1.5	1.6
Average number of transfers per intended retrieval	1.0	0.9	0.8	0.7	0.7

Abb. 13.2 Ausschnitt aus der zentrumsbezogenen Erfolgsstatistik einer großen Einrichtung in New York (https://www.cdc.gov/art/artdata/index.html) [J794]

Es handelt sich also hier um ein selektiertes Klientel. Interessant ist die Aufteilung zwischen öffentlichen und privaten Zentren in den Darstellungen.

12 SGRM – FIVNAT-CH

Die Schweiz hat das in Frankreich etablierte System FIVNAT (Fécondation In Vitro National) übernommen. Seit 2000 werden die Landesberichte in Form einer Excel-Tabelle auf Französisch publiziert.

13 NVOG

In den Niederlanden gibt es nur auf Niederländisch eine Jahresauswertung seit dem Jahr 2006.

14 PMA

In Italien galt ein sehr strenges Gesetz bezüglich der Anzahl der Eizellen, die überhaupt kultiviert werden durften. Deswegen hat sich in Italien sehr früh eine große Expertise zum Einfrieren von Oozyten entwickelt. Die Gesetzeslage wurde dann deutlich gelockert. Es wurde ein Jahresbericht seit 2013 eingeführt, der auch auf Englisch abrufbar ist und die einzelnen Regionen in Italien gegenüberstellt.

15 HFEA

Mit über 10 £ Dokumentationsgebühr pro Behandlungszyklus lag die britische Behörde HFEA (Human Fertilistion and Embryology Authority) jahrelang an der Spitze der finanzstarken IVF-Register. Diese Behörde regelt aber auch viele legislative Aspekte, hat jedoch durch eine Umstrukturierung der Datenbank über nunmehr 2 Jahre keinen verlässlichen Jahresbericht generieren können, sodass aufgrund vieler legislativer Aspekte und großer Vorsicht heraus hier kein Rückgriff auf die Datensammlung möglich ist. Der Jahresbericht 2018 ist jedoch abrufbar.

Ein großer Schwerpunkt der HFEA ist, patientenbezogen verständlich die Thematik darzustellen. Es

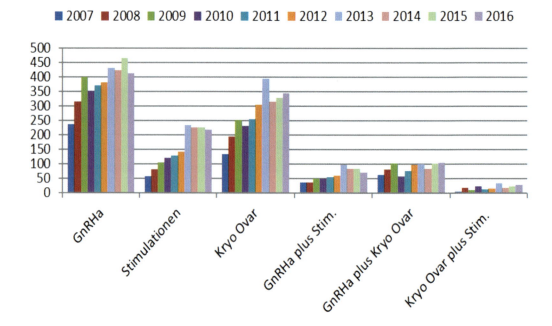

Abb. 13.3 Auszug aus dem Bericht zu Anzahl und Art der durchgeführten Behandlungen beim Thema Krebs und Kinderwunsch (https://fertiprotekt.com/fertiprotekt-register) [U386]

lohnt sich, diese Internetseite anzuschauen, um zu sehen, was noch alles an Möglichkeiten auch für das Deutsche IVF-Register bestehen kann.

16 FertiPROTEKT

Die Thematik des sogenannten Social Freezing, also des Erhalts der Fruchtbarkeit über eine bestimmte Altersgrenze hinweg, und die Thematik von Krebs und Kinderwunsch wird im Netzwerk FertiPROTEKT vereint. Dieses ist deutschsprachig und beinhaltet Informationen über mehr als 100 Zentren. Im Internet abrufbar ist ein Bericht mit der Zusammenfassung der Ergebnisse 2007 bis 2016 (➤ Abb. 13.3).

17 CREAThE

Sehr spezialisiert ist die Datensammlung CREAThE (Centres for Reproductive Assistance Techniques in HIV in Europe). Hierbei geht es um Behandlungserfolge bei Kinderwunschpatienten mit viralen Erkrankungen wie HIV und Hepatitis. Diese Datensammlung ist interessierten Fachkollegen zugänglich, die sich an die Autoren direkt wenden müssen.

18 WHO

Manchmal gibt es auch in der Beratungssituation Fragen zu Definitionen im Bereich der Reproduktionsmedizin. Hier gibt es die unterschiedlichsten Vorschläge. Am verbindlichsten hat sich das Regelwerk der Weltgesundheitsorganisation (World Health Organization, WHO) erwiesen. Dieses wurde bereits einmal überarbeitet. Es entstand unter entscheidender Mithilfe des Welt-IVF-Registers ICMART.

LITERATUR
De Geyter Ch, Calhaz-Jorge C, Kupka MS, et al. ART in Europe, 2014: results generated from European registries by ESHRE. Human Reproduction 2018; 33 (9): 1586–1601.
Deutsches IVF-Register. Jahrbuch 2017. J Reproduktionsmed Endokrinol 2018; 15 (5–6): 219–249.

KAPITEL 14

Christel Weiß

Statistik kritisch beleuchtet

14.1	Statistik in Alltag und Beruf	114
14.2	Der Umgang mit Risiken	114
14.3	Diagnostische Tests – mehr oder weniger Klarheit?	115
14.4	Screenings – Segen oder Fluch?	116
14.5	Signifikanz und Relevanz	118
14.6	Tipps und Empfehlungen	119

14.1 Statistik in Alltag und Beruf

„Statistik kritisch beleuchtet": Der Titel dieses Beitrags wird manche Leser zum Schmunzeln anregen und andere zum Seufzen verleiten. Kaum jemand kann sich der Statistik entziehen, sei es im gewöhnlichen Alltag oder im wissenschaftlichen Diskurs. Beginnend mit der Zeitungslektüre am frühen Morgen über das Lesen von Fachartikeln bis hin zur Nachrichtensendung am späten Abend wird man quasi rund um die Uhr über diverse Kommunikationsmedien mit Wahrscheinlichkeiten, Tabellen, Diagrammen, Durchschnittswerten und p-Werten versorgt.

Manche Zeitgenossen nehmen diese Informationen mit aufmerksamem Interesse zur Kenntnis und zeigen sich erfreut, dass sie über aktuelle Geschehnisse permanent auf dem Laufenden gehalten werden – sei es bezüglich neuester wissenschaftlicher Forschungsergebnisse, politischer Ereignisse oder im Austausch mit Freunden und Kollegen. Sie wissen es zu schätzen, dass sie jederzeit in Sekundenschnelle auf relevantes Wissen zugreifen können. Andere fühlen sich dagegen unbehaglich angesichts der Fülle an Informationen, die auf sie einströmen. Sie befürchten, manipuliert zu werden, oder sind skeptisch, weil sie sich angesichts öffentlich geäußerter, teilweise widersprüchlicher Expertenmeinungen nicht zurechtfinden. Der Winston Churchill zugeschriebene Aphorismus „Glaube keiner Statistik, die du nicht selbst gefälscht hast" legt darüber ein beredtes Zeugnis ab.

Wozu benötigt man Statistik in der klinischen und der epidemiologischen Forschung? Die Antwort liegt auf der Hand: Vorgänge in biologischen Systemen und deren Wechselwirkungen sind so vielfältig, dass sie sich nicht vollständig auf naturwissenschaftliche Gesetze zurückführen lassen. Alles, was nicht erklärbar erscheint, wird unter dem Stichwort „Zufall" zusammengefasst. Deshalb lässt sich im Einzelfall niemals mit Sicherheit vorhersagen, ob eine Therapie zum gewünschten Erfolg führt oder ob ein Forscher im Labor das erwartete Messergebnis erzielt. Die Statistik als die Wissenschaft des Zufalls stellt Methoden zur Verfügung, die es erlauben, trotz der Unberechenbarkeit der Einzelfälle Strukturen zu erkennen, Zusammenhänge aufzudecken und neue Erkenntnisse zu gewinnen. Deshalb stellt dieses Fach in den Biowissenschaften ein unverzichtbares Hilfsmittel bei der Planung, Durchführung und Interpretation von Studien dar.

In der Forschung tätige Ärzte sind zwar im Allgemeinen von den Möglichkeiten einer effizienten Datenanalyse beeindruckt, insbesondere dann, wenn diese zu einer Publikation in einer angesehenen Fachzeitschrift führen. Praktisch tätige Kliniker oder niedergelassene Ärzte äußern sich dagegen zuweilen kritisch. Sie können sich des Eindrucks nicht erwehren, dass manche Statistiken aufgebauscht sind, dass negative Begleiterscheinungen dramatisiert werden und dass der Fortschritt in der Medizin bei Weitem nicht so rasant verläuft, wie es manche Autoren suggerieren.

Derlei Bedenken sind keineswegs von der Hand zu weisen. In diesem Beitrag wird anhand von konkreten Beispielen dargelegt, wie statistische Analysen in die Irre führen können und wie Sie sich gegen Manipulationen und unzulässige Schlussfolgerungen wappnen.

14.2 Der Umgang mit Risiken

„Statistisches Denken wird eines Tages für mündige Staatsbürger ebenso wichtig sein wie die Fähigkeit, zu lesen und zu schreiben." Dieser Satz des englischen Science-Fiction-Autors **Herbert George Wells** (1866–1946) belegt, dass statistische Denkweisen zu seiner Zeit auf große Schwierigkeiten stießen. Leider hat sich daran bis heute wenig geändert. Selbst für Fachleute ist der Umgang mit Wahrscheinlichkeiten und Risiken mitunter schwierig.

> **Risiko:** Dieser Begriff ist essenziell bei der Patientenversorgung und in der Gesundheitsvorsorge. Er quantifiziert die Wahrscheinlichkeit für das Eintreten eines unerwünschten Ereignisses. Bei medizinischen Studien stehen häufig Risiken wie Inzidenz, Mortalität oder Nebenwirkungsrate im Fokus des Interesses.

Auch in der Schwangerenvorsorge spielt der Begriff des Risikos eine zentrale Rolle. Dazu ein Beispiel: Schwangere Frauen haben ein großes Interesse zu erfahren, ob das Ungeborene gefährdet ist oder ob

Komplikationen bei der Geburt zu erwarten sind. In einer groß angelegten Kohortenstudie, an der mehr als 370.000 schwangere Frauen teilnahmen, haben Forscher der Universität Leiden das Risiko für das Auftreten einer Uterusruptur untersucht (Zwaart et al. 2009). Sie identifizierten einen vorangegangenen Kaiserschnitt bei einer früheren Geburt als einen wesentlichen Faktor für diese Komplikation. Sie zeigten: Von 198 exponierten Frauen (mit vorangegangenem Kaiserschnitt) erleidet eine Frau eine Uterusruptur, von den nicht exponierten Frauen nur eine von 12.500. Die Risiken lassen sich demnach mit 0,505 % bzw. 0,008 % quantifizieren. Diese Anteile sind glücklicherweise sehr gering. Sie sind ferner anschaulich und leicht einprägsam – statistische Fachkenntnisse sind dazu nicht vonnöten. Eigentlich ist dies eine beruhigende Botschaft. Man kann diese Risiken in unterschiedlicher Weise in Beziehung setzen:

- Bei den exponierten Frauen ist das Risiko um 0,497 % (also ein halbes Prozent) erhöht. Dieser Wert ergibt sich aus der Differenz der beiden Risiken.
- Wesentlich dramatischer klingt das relative Risiko: Bei den exponierten Frauen ist das Risiko 63-mal so hoch! Diese Zahl verschweigt aber die Basisrisiken. Deshalb ist ihr Informationsgehalt gering.

Betrachten wir noch ein anderes Beispiel: Mitte der 1990er-Jahre wurden in britischen Medien alarmierende Nachrichten bezüglich der Antibabypille der dritten Generation verbreitet. Sie würden das Risiko einer Thromboembolie um 100 % erhöhen! Es wundert nicht, dass viele Frauen in Panik gerieten und die Pille sofort absetzten. Schätzungsweise 13.000 zusätzliche Abtreibungen waren die Folge (ganz zu schweigen von der Zahl ungewollter Schwangerschaften und den Kosten für das Gesundheitssystem; ➤ Abb. 14.1). Worin lag das Missverständnis? Die betroffenen Frauen dachten, das Schicksal einer Thromboembolie sei unausweichlich, wenn sie weiterhin die Pille nähmen. In Wirklichkeit quantifizieren die 100 % eine relative Risikoerhöhung. Die absoluten Risiken betrugen 1/7.000 beziehungsweise 2/7.000.

Eine weitere Unsitte im Umgang mit Risiken besteht in sinnlosen Vergleichen, wie folgendes Beispiel zeigt. Zu Zeiten Kaiser Wilhelms II. starben etwa 5 % der Deutschen an Krebs, heute ist dies die Todes-

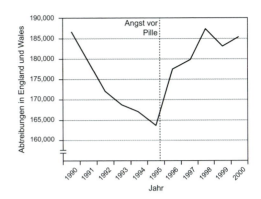

Abb. 14.1 Anzahl der Abtreibungen in England und Wales zwischen 1990 und 2000 (Gigerenzer et al 2007)

ursache bei jedem vierten Einwohner. Die geringere Mortalität war jedoch weder dem Monarchen noch der vermeintlich sauberen Umwelt zu Beginn des 20. Jahrhunderts zu verdanken, sondern den erfreulichen Fakten, dass typische Infektionskrankheiten der damaligen Zeit (z. B. Tuberkulose) verschwunden sind und dass die durchschnittliche Lebenserwartung enorm gestiegen ist.

Diese Beispiele zeigen, wie sich ein harmloser Effekt aufbauschen lässt. Die Basisrisiken und die daraus berechnete Risikodifferenz sind üblicherweise recht gering, während das relative Risiko oft beachtlich groß ist. Ein unangemessener Umgang mit Risiken kann vollständig in die Irre führen. Einfache statistische Überlegungen tragen dazu bei, gegen unzulängliches Zahlenverständnis anzugehen und manche düstere Prognose zu relativieren.

14.3 Diagnostische Tests – mehr oder weniger Klarheit?

Alles scheint so einfach zu sein: Ein Arzt führt einen diagnostischen Test durch, um eine Krankheit nachzuweisen oder auszuschließen. Der Befund ist positiv oder negativ – so weit, so einfach. Ein negativer Testbefund besagt: Der Patient ist gesund (zumindest leidet er nicht an der relevanten Krankheit). Ein positiver Testbefund ist zwar keine angenehme Nachricht für den Patienten. Dennoch sollte er oder sie dankbar sein, dass die Krankheit dank modernster diagnostischer Techniken erkannt worden und dadurch eine adäquate Therapie möglich ist.

Leider liefert jedoch der Befund eines diagnostischen Tests keine absolute Klarheit, da falsche Ergebnisse nicht ausgeschlossen werden können. Dies werde nun am Beispiel des HIV-ELISA-Tests dargelegt. Dieser Test weist eine Sensitivität von 99,9 % und eine Spezifität von 99,99 % auf. Das bedeutet:

- Der Test befundet 99,9 % aller Infizierten (korrekt) positiv.
- Nur in einem von 1000 Fällen wird die Infektion nicht erkannt, was mit einem falsch negativen Ergebnis einhergeht.
- Nicht infizierte Personen erhalten mit einer Wahrscheinlichkeit von 99,99 % ein (richtig) negatives Ergebnis.
- Nur bei einer von 10.000 nicht infizierten Personen reagiert der Test fälschlicherweise positiv.

Die Folgen eines falschen Testbefunds sind mitunter fatal: Ein HIV-infizierter Mensch, bei dem die Infektion nicht erkannt wird, wiegt sich in falscher Sicherheit und steckt möglicherweise Menschen seiner Umgebung an. Falsch positiv diagnostizierte Personen werden einer enormen psychischen Belastung ausgesetzt. Vielleicht wenden Sie nun ein, dass derlei Fälle extrem selten auftreten und kein Grund sind, den Nutzen des HIV-Tests generell in Zweifel zu ziehen. Um diese Hypothese näher zu beleuchten, betrachten wir zwei Populationen bestehend aus je 10.000 Personen: Eine Gruppe mit einer Prävalenz von 0,01 %, die keinem Risiko ausgesetzt ist, und eine Hochrisikogruppe mit einer Prävalenz von 10 %. Wenn in diesen Populationen ein HIV-Test durchgeführt wird, ergeben sich die Häufigkeiten in ➤ Tab. 14.1 (wobei auf ganze Zahlen gerundet wurde).

Für die Menschen, die sich dem Test unterziehen, sind weniger dessen Gütekriterien als vielmehr die Vorhersagewerte von Bedeutung. Diese geben an, inwieweit auf einen Testbefund Verlass ist. Aus ➤ Tab. 14.1a geht hervor, dass aufgrund der geringen Prävalenz von 0,01 % und der hohen Spezifität (Szenario a) nur mit zwei positiven Befunden zu rechnen ist, wovon genau einer richtig und einer falsch ist. Der positive Vorhersagewert beträgt also lediglich 50 %! In der Hochrisikogruppe (Szenario b) ergibt sich dagegen ein positiver Vorhersagewert von 99,9 % (999/1000). Diese Ausführungen zeigen, dass die Interpretation eines positiven Testbefunds bei geringer Prävalenz sehr problematisch sein kann – auch dann, wenn die Werte für Sensitivität und Spezifität extrem hoch sind. Ein negativer Befund ist dagegen weit einfacher zu beurteilen: Hier kann man in beiden Szenarien mit an Sicherheit grenzender Wahrscheinlichkeit zugrunde legen, dass keine Infektion vorliegt.

Die Vorhersagewerte hängen also nicht nur von der Sensitivität und der Spezifität ab, sondern in entscheidendem Maße von der Prävalenz. Bei geringer Prävalenz kann der positive Vorhersagewert sehr niedrig sein. Dies sollte ein Arzt beherzigen, ehe er einen Test durchführt und Konsequenzen aus dem Befund zieht.

14.4 Screenings – Segen oder Fluch?

Die ursprüngliche Idee, die sich hinter einer Screening-Maßnahme verbirgt, erscheint genial: Ein Karzinom (oder eine andere Erkrankung) soll möglichst früh diagnostiziert werden, noch ehe sich beim Patienten klinische Symptome bemerkbar machen.

Tab. 14.1 Zu erwartende Häufigkeiten bei Anwendung eines HIV-Tests in Populationen mit Prävalenzen von 0,01 % (a) bzw. 10 % (b)

	Prävalenz 0,01 %			Prävalenz 10 %		
	Infiziert	Nicht infiziert	Gesamt	Infiziert	Nicht infiziert	Gesamt
Befund positiv	1	1	2	999	1	1.000
Befund negativ	0	9.998	9.998	1	8.999	9.000
	1	9.999	10.000	1.000	9.000	10.000

Brustkrebs ist mit nahezu 70.000 Neuerkrankungen pro Jahr die häufigste Krebserkrankung bei Frauen in Deutschland. Seit 2009 steht ein flächendeckendes Angebot für das Mammografie-Screening für Frauen zwischen 50 und 69 Jahren zur Verfügung. Das Ziel besteht darin, die Progression der Krankheit zu verhindern und die durch Brustkrebs bedingte Mortalität zu senken. Das alles klingt so überzeugend, dass sich eine kritische Reflexion scheinbar erübrigt. Dennoch werden auch kritische Stimmen laut: Falsch positive Befunde sind mit enormen psychischen und physischen Belastungen für die betroffenen Frauen verbunden. Sie führen zu unnötigen diagnostischen und therapeutischen Maßnahmen, die ihrerseits Risiken in sich bergen und das Gesundheitssystem finanziell belasten. Der Nutzen sei geringer als vielfach angenommen. Wie soll sich nun eine Frau, die in aller Regel ein medizinischer Laie ist, bei dieser kontroversen Diskussion ihre eigene Meinung bilden und eine Entscheidung fällen? Lassen wir Zahlen sprechen – denn sie sind nachvollziehbar und objektiv.

Um den Nutzen zu evaluieren, wurde vor Jahren eine groß angelegte randomisierte Studie mit insgesamt 500.000 Teilnehmerinnen durchgeführt (Kerlikowske 1997). Die Hälfte von ihnen unterzog sich in regelmäßigen Abständen einer Mammografie; die andere Hälfte wurde nicht gescreent. Die Frauen wurden 10 Jahre lang beobachtet. Es ergaben sich folgende Mortalitäten:

- In der Gruppe, die nicht gescreent wurde, verstarben 3,6 von 1000 Frauen innerhalb des Beobachtungszeitraums von 10 Jahren an Brustkrebs.
- In der Gruppe der gescreenten Frauen verstarben 2,9 von 1000 Frauen innerhalb von 10 Jahren an Brustkrebs.

Diese Ergebnisse scheinen auf den ersten Blick **für** das Screening-Programm zu sprechen. Allerdings geht aus diesen Zahlen hervor, dass das Screening offensichtlich nicht zuverlässig schützt, denn auch gescreente Frauen versterben an Brustkrebs. Diese Risiken lassen sich auch anders darstellen:

- Durch Screening kann die Mortalität um 0,7 ‰ gesenkt werden. Das klingt nicht allzu beeindruckend. Diese Zahl ist der Tatsache geschuldet, dass die Basisrisiken extrem niedrig sind – dann ist auch deren Differenz gering. Anders formuliert: Wenn die Mortalität eh schon sehr gering ist, dann kann sie durch Screening-Maßnahmen nicht allzu sehr reduziert werden.
- Aus dem Kehrwert der absoluten Risikodifferenz ergibt sich die Number Needed to Screen 1/0,7 ‰ ≈ 1.429. Diese Zahl besagt: Wenn 1.429 Frauen regelmäßig gescreent werden, profitiert – im Vergleich zu 1.429 Frauen, die nicht gescreent werden – durchschnittlich eine: Rein rechnerisch sind in der Screening-Gruppe 4,1 und in der Vergleichsgruppe 5,1 durch Brustkrebs bedingte Todesfälle in 10 Jahren zu erwarten. Diese Number Needed to Screen verdeutlicht den dazu erforderlichen Aufwand.
- Freilich lässt sich auch das relative Risiko berechnen: 3,6/2,9 ergibt 1,54. Der Satz „In der Gruppe der nicht Gescreenten ist das Risiko um 54 % höher" klingt wesentlich dramatischer als die absolute Risikodifferenz von bescheidenen 0,7 ‰.
- Auch die relative Risikoreduktion mag aufschlussreich sein: Das ist die Risikodifferenz 0,7 ‰ bezogen auf das Basisrisiko von 3,6 ‰: 0,7/3,6 = 19,4 %. Großzügig gerundet ergibt das 20 %! Eine Frau, die vom Nutzen des Screenings nicht restlos überzeugt ist, kann sicherlich beeindruckt werden durch die Botschaft: „Sie können Ihr Risiko, innerhalb der nächsten 10 Jahre an Brustkrebs zu versterben, um 20 % senken!"

Relative Risiken eignen sich immer gut, um Verwirrung zu stiften. Lässt sich die Mortalität um 0,7 ‰ oder um fast 20 % senken? Welche dieser Zahlen ist korrekt? Beide! Allerdings sollte bei Prozent- oder Promilleangaben klar sein, was 100 % bedeuten. Die Angabe 0,7 ‰ bezieht sich auf alle Frauen, die nicht gescreent werden. Der Anteil von 19,4 % bezieht sich auf die Frauen, die ohne Screening an Brustkrebs sterben. Um diese Rechnungen etwas anschaulicher zu gestalten, betrachten wir die etwa 12 Millionen Frauen in Deutschland zwischen 50 und 70 Jahren und nehmen an, dass die Hälfte von ihnen das Mammografie-Screening in Anspruch nimmt. Dann ist mit 21.600 (3,6 ‰) bzw. 17.400 (2,9 ‰) Brustkrebsbedingten Todesfällen innerhalb von 10 Jahren zu rechnen. Die Differenz 4.200 entspricht 0,7 ‰ von 6 Millionen Frauen der Gesamtpopulation einerseits und 19,4 % von 21.600 Frauen (die ohne Screening an Brustkrebs versterben) andererseits.

Zweifellos erscheint die absolute Zahl 4.200 beachtlich – quantifiziert sie doch die Anzahl geretteter

Tab. 14.2 Zu erwartende Häufigkeiten bei einem Mammografie-Screening (Prävalenz 4 ‰, Sensitivität 90 %, Spezifität 95 %)

	Karzinom	Kein Karzinom	Gesamt
Befund positiv	36	498	534
Befund negativ	4	9.462	9.466
	40	9.960	10.000

Menschenleben! Allerdings hat sie ihren Preis. Hin und wieder werden nicht fortschreitende oder In-situ-Karzinome entdeckt, die unnötigerweise behandelt werden. Wenn man nun eine Sensitivität von 90 % und eine Spezifität von 95 % zugrunde legt, erwartet man die Häufigkeiten in > Tab. 14.2. Demnach sind nur 36 von 534 positiven Befunden richtig positiv – das entspricht einem positiven Vorhersagewert von bescheidenen 6,74 %. Der überwiegende Anteil positiver Befunde ist nicht korrekt, aber dennoch dazu angetan, Frauen in Angst zu versetzen und das Gesundheitssystem zu belasten. Auf einen negativen Testbefund ist dagegen zu 99,96 % Verlass. Allerdings darf nicht übersehen werden, dass eines von 10 Karzinomen nicht entdeckt wird.

Von den Befürwortern des Screenings wird eine Mammografie-Untersuchung im Abstand von 2 Jahren empfohlen. Wenn nun eine Frau, die kein Karzinom hat, 5 Mammografien beansprucht, wird sie mit einer geschätzten Wahrscheinlichkeit von 77 % ($0{,}95^5$) 5 negative Befunde erhalten. Mit anderen Worten: 23 % der Frauen müssen damit rechnen, bei 5 Untersuchungen mindestens einen positiven Befund zu erhalten – obwohl sie kein Karzinom haben.

Alle diese Zahlen und Wahrscheinlichkeiten sprechen nicht per se für oder gegen das Mammografie-Screening. Sie belegen jedoch, dass ein einzelner Testbefund keine sichere Diagnose ermöglicht, dass Screenings mit Unannehmlichkeiten und individuellen Belastungen verbunden sind und dass der Nutzen geringer ist als vielfach angenommen (Porzsolt und Weiss 2015).

Verfechter von Screening-Maßnahmen sind freilich bemüht, deren Nutzen zu belegen. Vergleiche sind jedoch heikel! Einst verkündete New Yorks Bürgermeister Rudy Giuliani, dass bei Patienten mit einem Prostatakarzinom die Überlebensrate in den USA nahezu doppelt so hoch sei wie in England (82 % versus 44 %). Auch wenn der Unterschied beachtlich erscheint – er führt in die Irre! Die scheinbar höhere Überlebensrate in den USA ist darauf zurückzuführen, dass in den USA anders als in England flächendeckende Screenings angeboten werden. Dies führt dazu, dass in den USA naturgemäß mehr Prostatakarzinome diagnostiziert werden – und dies zu einem früheren Zeitpunkt. Viele der durch Screening entdeckten Karzinome sind weniger aggressiv als Karzinome, die sich erst später durch klinische Symptome bemerkbar machen. Der direkte Vergleich der Mortalitätsraten bezogen auf die ganze männliche Bevölkerung ist dagegen fair: Von 100.000 US-amerikanischen Männern sterben 26 an einem Prostatakarzinom, von 100.000 Briten 27. Dieses und andere Beispiele zum unsachgemäßen Umgang mit Wahrscheinlichkeiten finden sich in Gigerenzer et al. (2007).

Patienten, Ärzte, Politiker und Journalisten reagieren höchst erstaunt, wenn sie mit derlei Zahlen konfrontiert werden. Ähnliche Überlegungen lassen sich bei anderen Screenings, bei forensischen Methoden oder bei Feuermeldern anstellen: Bei niedriger Prävalenz sind die meisten Alarme falsch!

14.5 Signifikanz und Relevanz

Das Ziel einer statistischen Analyse besteht letzten Endes darin, eine Zielgröße durch eine oder mehrere Einflussgrößen zu erklären. Daten werden erhoben, um eine vorab formulierte Fragestellung zu beantworten. Ohne Daten keine Analyse, ohne Analyse kein signifikantes Ergebnis. Das gilt als Voraussetzung für eine Publikation in einer angesehenen Fachzeitschrift.

Viele Anwender erachten den p-Wert (die sogenannte Irrtumswahrscheinlichkeit) als das wichtigste Ergebnis einer Analyse. Wenn er unter 0,05 liegt, gilt das

Ergebnis gemeinhin als „statistisch signifikant". Je kleiner der p-Wert, desto sicherer ist ein Unterschied oder ein Zusammenhang tatsächlich nachweisbar. Viele kleine p-Werte, die sich im Laufe eines Forscherlebens akkumulieren, fördern die akademische Karriere.

> Doch Vorsicht: Statistische Signifikanz ist kein Synonym für klinische Relevanz.

Der p-Wert besagt nichts über die Größe eines Unterschieds oder die Stärke eines Zusammenhangs. Der p-Wert beinhaltet keine Information über die Präzision der Schätzung. Er gibt keine Auskunft über die Ursachen, die zu dem beobachteten statistischen Effekt geführt haben. Er liefert keine Anhaltspunkte bezüglich der Konsequenzen, die aus diesem Ergebnis zu ziehen sind.

Die Größe eines Effekts (z. B. eines Unterschieds) lässt sich freilich berechnen, idealerweise zusammen mit einem Konfidenzintervall. Mit diesen Informationen kann der Leser einer Publikation beurteilen, inwieweit ein Effekt klinisch relevant und wie präzise die Schätzung ist. Ob und inwieweit Kausalitäten hergeleitet werden können, hängt vom Studiendesign ab. Eine randomisierte Studie zum Vergleich zweier Therapiegruppen gewährt am ehesten, dass ein nachgewiesener Unterschied kausal ist. Allerdings ist dieses Studiendesign in der Praxis nicht immer umzusetzen. Dann muss diskutiert werden, ob das Ergebnis möglicherweise durch einen Confounder verzerrt sein könnte.

> Bei einem **Confounder** handelt es sich um eine Störgröße, die – wenn man sie bei der statistischen Analyse nicht berücksichtigt – einen Unterschied oder Zusammenhang vortäuscht und zu unzulässigen Schlussfolgerungen verleitet.

Auch hierzu ein Beispiel: In den 50er- und 60er-Jahren des vergangenen Jahrhunderts glaubte man, dass das Risiko einer Trisomie 21 mit dem Geschwisterrang zusammenhängt. Man hatte nämlich beobachtet, dass die meisten betroffenen Kinder mehrere ältere Geschwister hatten. Das führte zu der irrigen Annahme, dass zahlreiche Schwangerschaften zu Veränderungen im Körper einer Frau führen, wodurch das Risiko erhöht wird. Später erkannte man, dass das Alter der Mutter die eigentliche Ursache war. Vor allem in retrospektiven Studien ist die Gefahr eines unbekannten Confounders groß. Dies sollte in angemessener Weise in einem Paper diskutiert werden.

Außerdem ist zu berücksichtigen: Der p-Wert ist von der Fallzahl abhängig. Große Stichproben lassen selbst einen minimalen Effekt signifikant werden. Was nützt es, wenn etwa in einer Prognosestudie mit einem kleinen p-Wert nachgewiesen wird, dass die Überlebenszeit von Krebspatienten durch ein neues Chemotherapeutikum „signifikant" ansteigt – wenn diese Verlängerung im Durchschnitt wenige Tage beträgt? Andererseits gibt ein geringer Stichprobenumfang einem signifikanten Ergebnis keine Chance. Es ist wenig sinnvoll, zwei kleine Subgruppen bezüglich einer seltenen Nebenwirkung zu vergleichen: Wenn kein Unterschied nachweisbar ist, bedeutet das beileibe nicht, dass es tatsächlich keinen Unterschied gibt.

Wichtig ist noch folgender Aspekt: Die Analyse einer einzelnen Zielgröße spiegelt nur einen kleinen Ausschnitt des Gesamtbildes wider. Wenn in einer Studie nachgewiesen wird, dass eine neue Therapie effizienter wirkt als die bisher verwendete Standardtherapie, besagt dieses Ergebnis nichts über Nebenwirkungen, Compliance oder Kosten.

Fazit: Ob das Ergebnis einer Studie als klinisch relevant oder wissenschaftlich brisant anzusehen ist, liegt nicht allein am p-Wert. Als Autor oder als Leser eines Papers sollten Sie die inhaltliche Relevanz basierend auf Ihrem medizinischen Fachwissen und Ihrer individuellen Erfahrung diskutieren und beurteilen!

14.6 Tipps und Empfehlungen

Der Zufall ist unser ständiger Begleiter. Trotzdem fällt es vielen Menschen schwer, angesichts von scheinbar dramatisch hohen Risiken oder kleinen p-Werten einen kühlen Kopf zu bewahren. Das zeigt sich sowohl im Alltag als auch in der Wissenschaft.

Wissenschaft lebt von Kommunikation. Dazu braucht es einerseits Forschende, die Studien durchführen und deren Ergebnisse publizieren, und andererseits Leser, die diese Texte zur Kenntnis nehmen und praktisch zum Wohle ihrer Patienten umsetzen.

Leider sind jedoch die wenigsten Publikationen von nachhaltigem Wert, was in Fachkreisen allgemein bekannt sein dürfte. Wie ist dann zu erklären, dass der Inhalt wissenschaftlicher Papers meist arglos zur Kenntnis genommen wird? Wieso glauben viele Ärzte und Patienten, dass eine ärztliche Diagnose oder ein richterliches Urteil in jedem Fall korrekt ist oder dass Vorsorgemaßnahmen das Entstehen einer schweren Erkrankung zuverlässig verhindern? Sie geben sich allzu gerne der Illusion einer trügerischen Sicherheit hin. Die erwähnten Beispiele zeigen jedoch: Es gibt keine absolute Sicherheit. Ein unangemessener Umgang mit Wahrscheinlichkeiten kann fatale Konsequenzen nach sich ziehen.

Grundkenntnisse in Statistik sind hilfreich, um Informationen kritisch zu reflektieren und Risiken realistisch einzuordnen. Ein Mensch, der gelernt hat, mit Wahrscheinlichkeiten umzugehen, kann weniger leicht in die Irre geführt werden. Er wird keine Wissenschaftsdogmen akzeptieren, ohne sie kritisch zu hinterfragen. Einfache statistische Überlegungen gepaart mit gesundem Menschenverstand können dazu beitragen, manche polemische Diskussion zu versachlichen oder eine apokalyptische Prognose zu neutralisieren.

Kritisches Denken ist Pflicht! Der römische Dichter Horaz (65–8 v. Chr.) formulierte dies vor mehr als 2000 Jahren mit den Worten: „Sapere aude". Frei übersetzt nach dem Philosophen Immanuel Kant (1764–1804) bedeuten diese Worte: „Habe Mut, dich deines eigenen Verstandes zu bedienen."

LITERATUR
Gigerenzer G, Gaissmaier W, Kurz-Milcke E, Schwartz LM, Woloshin S. Helping doctors and patients make sense of health statistics. Psychol Sci Public Interest 2007; 8 (2): 53–96.

Kerlikowske K. Efficacy of screening mammography among women aged 40 to 49 and 50 to 69 years: comparison of relative and absolute benefit. J Natl Cancer Inst Monogr 1997; 22: 79–86.

Porzsolt F, Weiss C. GREXIT, FIFA und die Krebsfrüherkennung. Info Onkol 2015; 18: 3–5.

Zwaart JJ, Richters JM, Ory F, de Vries JI, Bloemenkamp WK, van Roosmalen J. Uterine rupture in the Netherlands. A nationwide population-based cohort study. BJOG 2009; 116 (8): 1069–1078.

Register

A
Abortrate
– Alter 64
Adipositas
– Behandlung vor Sterilitätstherapie 86
– Epidemiologie 83
– Fehlbildungen 85
– Fehlbildungsrisiko 85
– postnatales Mortalitätsrisiko 85
– Spontanschwangerschaftschance 84
Alterungsprozess 60
American Society for Reproductive Medicine 110
Analyse, statistische 118
Aneuploidierate 65
Aneuploidiescreening 54, 65
Anti-Müller-Hormon 63
Antral Follicle Count 63
Arbeitsgemeinschaft zur Qualitätssicherung in der Reproduktionsmedizin 8
ARTbox® 8
Artificial Insemination by Donor 45
Australian & New Zealand Assisted Reproduction Database 107

B
Baby-Take-Home-Rate 28
Bauchfett 83
Baufett 83
Belgian Register for Assisted Procreation 110
Beratung, psychosoziale 41
Beratungsnetzwerk Kinderwunsch Deutschland e.V. 2
Blastozystenformationsrate 84
Body-Mass-Index
– Einteilung 82
– IVF-Therapieergebnisse 84
– peripartales Risiko 84
– Schwangerschafts- und Geburtsrisiken 85
Bundesinstitut für Arzneimittel und Medizinprodukte 40
Bundeszentrale für gesundheitliche Aufklärung 106

C
Centers for Disease Control and Prevention 3, 110
Centres for Reproductive Assistance Techniques in HIV in Europe 112
Chromosomenanomalien 88
Chromosomenveränderungen 53
– Mosaike 55
– numerische 54
– unbalancierte 54
Confounder 119

D
Datenerfassung, prospektive 8
Datensammlungen
– Kinderwunschbehandlung 104
Datenschutz 9
Datenschutz-Grundverordnung 9
Deutsche Institut für Medizinische Dokumentation und Information 40
Deutsches IVF-Register 2, 106
– Auswertungscluster 27
– Einwohner pro Mitgliedszentrum 24
– Mehrlingsgeburten 28
– Verteilungsunterschiede 24
Deutsches IVF-Registers 8
die Arbeitsgemeinschaft Qualitätssicherung in der Reproduktionsmedizin 8

E
Eizellspende 68
Embryolangzeitkultur 21
Embryonenschutzgesetz 50
Erfolgsrate
– gewonnene Oozyten 16
– nach Therapieform 16
– pro Zeiteinheit 16
Erfolgsscore 18
Erkrankungen, monogen vererbte 52
Erstgebäralter 96
– Folgen des Aufschubs 100
Ersttrimesteruntersuchung 90
Ethikkommission 50
European IVF Monitoring Consortium 107
European Registry of Competent Authorities for Tissues and Cells 107
European Society of Human Reproduction and Embryology 2, 107

F
Fécondation In Vitro National-Suisse 111
Fehlbildungen
– Adipositas 85
– nach IVF 20
Fehlbildungsausschluss 90
Fehlgeburten 88
Fertilität
– beeinflussende Faktoren 62
Fertilitätsintention
– Altersabhängigkeit 99
Fertilitätsprotektion 72
– Effektivität 79
– Techniken bei Frauen 78
– Techniken bei Männern 79
Fertilitätstherapie
– Altersabhängigkeit 68
FertiProtekt 112
Fettgewebshormone 82
Fruchtbarkeitsziffer, altersspezifische 63
Frühgeburten 89

G
Geburtenstatistik 96
Geburtenziffern 98
Geburtseinleitung 92
Geburtsrate 14
– Alter 64
Geburtsverlauf 92
Genomhybridisierung 54
Gen-Silencing 21
Gesetz zur Modernisierung der gesetzlichen Krankenversicherung 25
Gonadotropin-Releasing-Hormon-Agonisten
– Hodgkin-Lymphom 75
– Mammakarzinom 74

H
Haplotypenanalyse 55
High Security Straws 42
HIV-ELISA-Test 116
Human Fertilistion and Embryology Authority 111
Hyperstimulationssyndrom, ovarielles 68

I
Implantationsrate 16
– BMI 84

Imprinting 21
Insemination 41
– Anzahl im Behandlungszyklus 44
– Effizienz 43
International Committee for Monitoring Assisted Reproductive Technologies 3, 107
In-vitro-Fertilisation 16
– Präimplantationsdiagnostik 53
IVF-Naturelle® 16

K
Kommunikation 119
Krankenversicherung, gesetzliche
– Finanzierung assistierte Reproduktion 25
Kryokonservierung
– Effektivität 72
– Effektivität pro Auftauzyklus 73
– Erfolgsraten 77
– Geburtsrate 73
– Risiken 21
– Spermien 76
– von Ovargewebe 74
Kryospermadepot 45

L
Lebendgeburtrate
– BMI 84

M
Mammografie-Screening 117
Matrix-Grafik 10
Mehrlingsgeburt 28
Mehrlingsrate 12
Mehrlingsschwangerschaft 65
Menopause 60
– Verschiebung 62
Mikrozensus 96
Minimal-Stimulation-IVF 16
Mitochondrien 61
Mutationsnachweis 54

N
Natural Cycle IVF 16
– Behandlungskosten 21
– Indikationen 18
– Kostenerstattung 21
Nederlandse Vereniging voor Obstetrie en Gynaecologie 111
Next-Generation Sequencing 54

O
Oozyten
– Alterungsprozess 60
Österreichisches Bundesinstitut für Gesundheitswesen 110
Ovargewebe
– Kryokonservierung 74
– Schwangerschafts- und Geburtsraten 75
Ovarsyndrom, polyzystisches 82

P
pairfam 99
Paul-Ehrlich-Institut 51
PCO-like-Syndrom 82
PID-Zentrum 50
Polkörperdiagnostik 55
Präimplantationsdiagnostik
– Anträge 51
– Durchführung 53
– Ethikkommission 50
– genetische und reproduktionsmedizinische Faktoren 51
– In-vitro-Fertilisation 53
– Kosten 53
– monogen vererbte Erkrankungen 55
– nichtinvasive 55
– Nutzen und Risiken 56
– rechtliche Rahmenbedingungen 50
– Zentralstelle 51
– Zentren 50
Präimplantationsdiagnostikgesetz 50
Präimplantationsdiagnostikverordnung 50
Prävalenz 116
Preimplantation Genetic Testing 50
Prostatakarzinom 118
Pubertät 82
p-Wert 118

Q
QS ReproMed 8
– Auswertungssystematik 12
– Fallzahlen 10
– Verfahrensablauf 9
QS-Repromed 107
Qualitätsindikatoren 10

R
Referenzbereiche 10
Regeltempostörung 84
– Übergewicht 82
Registro Nazionale Procreazione Medicalmente Assistita 111
Relevanz 119
Reproduktionsmedizin
– regionale Unterschiede 24
Reproduktionstechnologie, assistierte
– Belgien 35
– Dänemark 32
– Frankreich 35
– gesetzliche Voraussetzungen 32
– Niederlande 36
– Österreich 35
– Polen 33
– Schweiz 35
– Tschechische Republik 34
Reproduktionstourismus 36
Richtlinie über die Gewährung von Zuwendungen zur Förderung von Maßnahmen der assistierten Reproduktion 25
Risiko 114
– relatives 115
Risikoadjustierung 10
Rushhour des Lebens 100

S
Samenspender
– Auswahl 41
– Voruntersuchungen 41
Samenspenderregistergesetz 40
Schwangerschaft
– Alter 88
Schwangerschaftsbetreuung 90
Schwangerschaftsrate 12, 20
– Alter 64
– BMI 84
Schwangerschaftsrisiken
– altersabhängige Grunderkrankungen 90
– Altersabhängigkeit 88
– Prävention 92
Schweizerische Gesellschaft für Reproduktionsmedizin 111
Screening 116
Sectio
– Indikation 92
– Rate 92
Sensitivität 116
Signifikanz 119
Single Embryo Transfer 65
Single Nucleotide Polymorphism 54
Single Women by Choice 40
Social Freezing 40, 68, 100
Society for Assisted Reproductive Technology 110
Sozialpolitik 100
Spendersamenbehandlung
– Durchführung 41
– Erfolgsaussichten 43
– Ergebnisse 45
– Fehlbildungsrate 45
– gesetzliche Lage 40
– Indikationen 40

– IVF, ICSI   44
– Tubenfaktor   45
– Voraussetzungen   41
Spermienkonservierung   72
Spermienqualität   42
Spezifität   116
Spindelapparat   61
Statistik   114
Stimulation, ovarielle   72

T
Taillen-Hüft-Quotient   83

Test, diagnostischer   115
Total Motile Sperm Count   42
Totgeburten   90

V
Verkehr zum
   Ovulationsoptimum   63
Vorhersagewert   116

W
Wachstumsrestriktion   89
Wahrscheinlichkeiten   118

Waist-Hip Ratio   83
Welt-IVF-Register   107
Whole Genome Amplification   53
Wochenbett   92
World Health Organization   112

Z
Zufall   119
Zusatzförderung assistierte
   Reproduktion   26

Abbildungsnachweis

Der Verweis auf die jeweilige Abbildungsquelle befindet sich bei allen Abbildungen im Werk am Ende des Legendentextes in eckigen Klammern. Alle nicht besonders gekennzeichneten Grafiken und Abbildungen © Elsevier GmbH, München.

F774-003	Lambertini M, Moore HCF, Leonard RCF et al. Gonadotropin-releasing hormone agonists during chemotherapy for preservation of ovarian function and fertility in premenopausal patients with early breast cancer: a systematic review and meta-analysis of individual patient-level data. J Clin Oncol 2018; 36(19): 1981–1990.
F949-002	Deutsches IVF-Register e.V.: D-I-R Jahrbuch 2014; Journal für Reproduktionsmedizin und Endokrinologie, Sonderheft 2015, Modifizierter Nachdruck aus Nummer 6: 511–45
F949-003	Deutsches IVF-Register e.V.: D-I-R Jahrbuch 2016; Journal für Reproduktionsmedizin und Endokrinologie, Sonderheft 2017, modifizierter Nachdruck aus Nummer 6: 275–305
F949-004	Deutsches IVF-Register e.V.: D-I-R Jahrbuch 2018; Journal für Reproduktionsmedizin und Endokrinologie, Sonderheft 2019, modifizierter Nachdruck aus Nummer 6: 279–315
F949-005	Deutsches IVF-Register e.V.: D-I-R Jahrbuch 2017; Journal für Reproduktionsmedizin und Endokrinologie, Sonderheft 2018, modifizierter Nachdruck aus Nummer 5-6: 219–49
F1051-001	Nach: von Wolff M, Magaton I. Klassische IVF vs. Natural-Cycle und Minimal-Stimulation-IVF. Unterschiede, Indikationen und Vorgehen in der Praxis. Der Gynäkologe. 2020.
H068-003	Doyle, J.O./et al.: Successful elective and medically indicated oocyte vitrification and warming for autologous in vitro fertilization, with predicted birth probabilities for fertility preservation according to number of cryopreserved oocytes and age at retrieval. In: Fertility and Sterility. Volume 105, Issue 2, Pages 459–66.e2. Elsevier, 2016.
H135-002	Tallarek, A., Stepan, H. Die ältere Schwangere über 40. Gynäkologische Endokrinologie 18, 67–72 (2020).
H136-001/ L143	Karl, K./Lack, N.: Die ältere Erstgebärende – wie hoch ist das Risiko wirklich? In: Die Hebamme. Volume 22, Issue 4, Pages 234–237. Georg Thieme Verlag, 2009./ Heike Hübner, Berlin.
H137-001	De Brucker, M./et al.: Cumulative delivery rates in different age groups after artificial insemination with donor sperm. In: Human Reproduction. Volume 24, Issue 8, Pages 1891–1899. Oxford University Press, 2009.
H141-001	Gigerenzer G, Gaissmaier W, Kurz-Milcke E, Schwartz LM, Woloshin S: Helping Doctors and Patients Make Sense of Health Statistics. Psychol Sci Public Interest, 2007; 8(2): 53–96/.
J794	https://www.cdc.gov/other/agencymaterials.html
L143	Heike Hübner, Berlin
M1045	Prof. Dr. Thomas Katzorke
M1046	Prof. Dr. Christian Gnoth
M1046	Gnoth, C.: Natürliche Fertilität und Alter. In: Gynäkologische Endokrinologie. Volume 18, Pages 81–87. Springer, 2020.
M1047	Prof. Dr. Christian De Geyter
M1048	Prof. Dr. Michael von Wolff
M1051	Prof. Dr. med. Jan-Steffen Krüssel
U386	FertiPROTEKT Netzwerk e.V.
W193	Statistisches Bundesamt, Wiesbaden
W1131	Dr. Günay-Winter, S.: Zweiter Bericht der Bundesregierung über die Erfahrungen mit der Präimplantationsdiagnostik, 2020.
W1132	Ärztekammer Schleswig-Holstein (ÄKSH), QS ReproMed
W867-001	Bundesärztekammer (© BÄK 2019): Qualitätssicherung – Bundeseinheitliches Verfahren für die Reproduktionsmedizin. In: BÄK-Tätigkeitsbericht 2015.

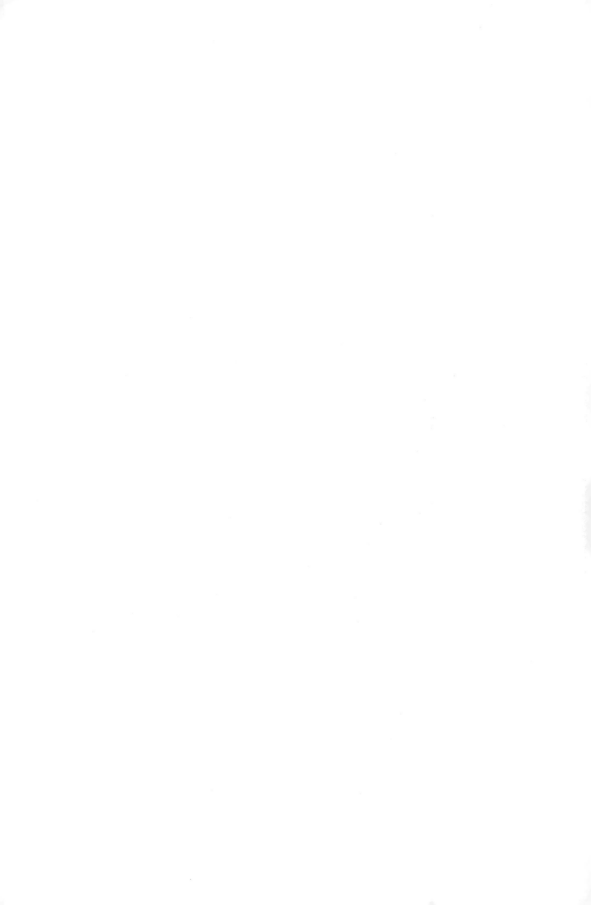